W0084651

Mosaik bei
GOLDMANN

Buch

Dr. Mark Hymans Ernährungsprogramm basiert auf der Wissenschaft der Nutrigenomik, die das Zusammenspiel zwischen Genen und Ernährung erforscht. Mit einer optimalen Auswahl der Lebensmittel kann man die richtigen Signale für die Gene setzen, um den Stoffwechsel in Schwung zu bringen und die Pfunde purzeln zu lassen.
Nach einer detaillierten Einführung in die Megabolic-Diät und ihre beiden aufeinander aufbauenden Diätphasen präsentiert Dr. Mark Hyman 100 köstliche und einfach zuzubereitende Rezepte für Frühstück, Hauptgerichte, Salate, Suppen und Snacks. Mit diesen Gerichten kurbeln Sie den Stoffwechsel auf gesunde Weise an und halten ihn in Balance. Zahlreiche Tipps und Tricks zeigen, wie Sie die Megabolic-Diät problemlos in den Alltag integrieren können.

Autor

Dr. Mark Hyman ist Chefherausgeber der amerikanischen Zeitschrift »Alternative Therapies in Health and Medicine«, der renommiertesten Zeitschrift auf dem Gebiet der alternativen Medizin. Er hat eine Privatpraxis in Lenox, Massachusetts, und ist Coautor des New-York-Times-Bestsellers »Ultraprevention«.

www.drhyman.com
www.utrawellness.com
www.ultrawellnesscenter.com

Von Dr. Mark Hyman außerdem bei Mosaik bei Goldmann
Die Megabolic-Diät (16944)

Dr. Mark Hyman

Die Megabolic-Diät – Das Kochbuch

Automatisch schlank
mit dem Power-Stoffwechsel

100 Rezepte

Aus dem Amerikanischen
von Renate Weinberger

Rezepte von Donna Boland

Mosaik bei
GOLDMANN

Die Ratschläge in diesem Buch wurden vom Autor und vom Verlag sorgfältig erwogen und geprüft, dennoch kann eine Garantie nicht übernommen werden. Eine Haftung des Autors bzw. des Verlags und seiner Beauftragten für Personen-, Sach- und Vermögensschäden ist ausgeschlossen.

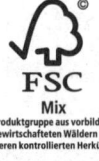

FSC
Mix
Produktgruppe aus vorbildlich
bewirtschafteten Wäldern und
anderen kontrollierten Herkünften

Zert.-Nr. SGS-COC-1940
www.fsc.org
© 1996 Forest Stewardship Council

Verlagsgruppe Random House FSC-DEU-0100
Das für dieses Buch verwendete FSC-zertifizierte Papier *Munken Print*
liefert Arctic Paper Munkedals AB, Schweden.

1. Auflage
Deutsche Erstausgabe, Juni 2009
Der Originalband wurde in zwei für sich stehende Bücher aufgeteilt
© 2009 der deutschsprachigen Ausgabe
Wilhelm Goldmann Verlag, München,
in der Verlagsgruppe Random House GmbH
© 2007 by Hyman Enterprises, LLC
Originaltitel: The Ultrametabolism Cookbook
All Rights reserved.
Published by arrangement with the original publisher,
Scribner, an imprint of Simon & Schuster, Inc.
Umschlaggestaltung: Uno Werbeagentur, München
Umschlagmotiv: © Fine Pic, München
Redaktion: Anja Fleischhauer
Satz: Buch-Werkstatt GmbH, Bad Aibling
Druck und Bindung: GGP Media GmbH, Pößneck
MV · Herstellung: IH
Printed in Germany
ISBN 978-3-442-17075-3

www.mosaik-goldmann.de

Inhalt

Meine persönlichen Erfahrungen in Sachen Nahrung

*Lass deine Nahrung deine Medizin sein
und deine Medizin deine Nahrung.*
Hippokrates

Vollwertig und gesund essen: Nahrung als Medizin

Ich saß einmal in einer ländlichen Gegend in Umbrien am Tisch im Haus meines Freundes. Während ich über Olivenhaine und Sonnenblumenfelder blickte, verspeiste ich ein Essen, das Simonetta, die Frau meines Freundes, in ihrer Küche selbst zubereitet hat. Dabei wurde mir klar, warum so viele Italiener schlank und glücklich sind: Familie, Freunde und frische, vollwertige Nahrung bilden den Stoff, aus dem die Freude am Leben erwächst.

Simonetta servierte das Essen an einem langen Holztisch auf Keramiktellern mit Sonnenblumendekor. Es gab Hühnerfleischbällchen mit einer Sauce aus frischen Tomaten und Rucola-Radicchio-Salat. Außerdem lagen auf einer Platte erntefrische Strauchtomaten, frisches Basilikum, gegrillte Paprikaschoten und gegrillte Auberginen – das Ganze beträufelt mit nativem

Olivenöl extra. Das Öl stammte von den Früchten der Oliven-
bäume, die rund um das alte, aus Natursteinen gebaute Bau-
ernhaus wuchsen. Über die Zutaten dieser Mahlzeit wunderte
ich mich nicht, denn ich befand mich in einer ursprünglichen
Gegend, in der alles, was in den Kochtopf kommt, in der Region wächst und gedeiht.

Nahrungsmittel aus Dosen oder anderen mit einem Etikett
versehenen Verpackungen sind den Leuten hier suspekt. Niemand macht eine Diät. Nahrung ist eine Quelle der Freude und
nicht der Sorge um die Figur. Wie viele Menschen haben sich
von diesem einfachen Prinzip, vollwertige, frische Nahrungsmittel zu verwenden und zu genießen, himmelweit entfernt!

Wenn ich auf mein Leben zurückblicke, erkenne ich, welch
ausnehmend große Rolle vollwertige Nahrung für mich seit
meiner Kindheit spielt. Ich bin in Barcelona geboren und ver-
brachte dort meine ersten vier Jahre. Schon in dieser kurzen
Zeit nahm ich die aromatisch duftenden frischen Lebensmittel auf den unzähligen Märkten dieser Stadt wahr, und ich fand
Geschmack an den frisch zubereiteten katalanischen Gerichten. Bis zu meinem achtzehnten Lebensjahr besaß meine Mutter immer einen kleinen Garten, in dem ich höchstpersönlich
mein eigenes Gemüse zog. Von meiner Mutter habe ich die Lie-
be zu frischen Nahrungsmitteln und den daraus zubereiteten
Speisen geerbt, während mir mein Vater die Freude am Essen
mitgegeben hat. Gemeinsam mit der Familie und Freunden am
Tisch zu sitzen und köstliche, nährstoffreiche Gerichte aus frischen Zutaten zu verzehren, gehört bis heute zu den größten
Vergnügungen meines Lebens.

Aus der Erkenntnis heraus, welch fundamentale Bedeutung solche natürlichen leiblichen Genüsse besitzen, habe ich mich als Arzt auf Ernährungsmedizin spezialisiert und dabei gelernt: Frische, vollwertige Nahrung beflügelt unseren Körper und unsere Seele. Gesundes Essen bringt Gesundheit mit sich. Nahrung ist Medizin. Sie heilt uns! Das mag alles recht simpel klingen, doch hinter dieser Aussage steckt das Heilmittel gegen viele chronische Krankheiten und die weit verbreitete »Übergewichtsepidemie«. Darüber hinaus liegt darin der Schlüssel zu einem von Vitalität und Gesundheit erfüllten Leben in unserer modernen Zeit – so wie es seit Jahrtausenden in den ländlichen Gebieten der mediterranen Länder zu beobachten ist.

Mein Appell an Sie: Ihre Nahrung sollte direkt aus der Erde kommen (im eigentlichen wie im übertragenen Sinn), nur in ganz speziellen Fällen aus der Dose, aber auf keinen Fall aus einer Fabrik, wo Nahrungsmittel mehr oder weniger massive Bearbeitungsprozesse durchlaufen. Unsere Gene und Zellen wissen nicht, wie sie auf diese industriell bearbeiteten Produkte richtig reagieren sollen. Sie tun zwar ihr Bestes und versuchen, sich mit dieser Art der Nahrung zu arrangieren, doch bei Licht betrachtet bescheren sie uns genau damit Gesundheitsstörungen und Übergewicht.

Dieses Buch unterstützt Sie bei der Zusammenstellung Ihrer Nahrung. Es verbindet das Ernährungswissen alter Kulturen und die Erkenntnisse der modernen Ernährungswissenschaft und zeigt Ihnen auf, wie Sie Nutzen daraus ziehen können. Packen Sie's an! Ihre Körperzellen, Ihre Gene und Ihre Seele werden es Ihnen danken.

Einführung
Wissen, worum es geht

Power-Stoffwechsel: eine Revolution in Ernährung und Medizin

Essen ernährt uns. Essen bedeutet aber auch Genuss und Freude. Essen ist eine Möglichkeit, mit der Familie und mit Freunden zu feiern. Viele Menschen betrachten jedoch das Essen als ihren schlimmsten Feind – der beschämt, bestürzt, frustriert, ja sogar Wut und Ärger hervorruft.

Die meisten von uns wissen, dass unsere heutige Ernährung uns mehr schadet als nützt. Millionen und Abermillionen Menschen hadern mit ihrem Gewicht. Unzählige Menschen machen sich Sorgen, dass unsere Nahrung das Risiko für Herzinfarkt, Krebserkrankungen, Diabetes und Demenz erhöht. Wir kämpfen mit Heißhunger und Gelüsten, die sich nicht mit den Bedürfnissen unseres Körpers vereinbaren lassen. All das nehmen wir wahr, aber wir bewegen uns Tag für Tag in einem Teufelskreis, gnadenlos gefangen in der Falle unseres Essverhaltens.

Dieses Kochbuch und die Prinzipien, auf denen die Rezepte basieren, sollen Ihnen helfen, aus dieser verflixten Spirale herauszukommen. Die Nahrung soll Ihr bester Freund werden – wieder oder vielleicht sogar das erste Mal. Dieser Freund bringt

Sie auf einen Weg, auf dem Essen Ihrem Körper das gibt, was Ihnen ein gesundes, vitales Leben ermöglicht – bis ans Ende Ihrer Tage.

Nach dem Erscheinen meines Buch »Die Megabolic-Diät«, in dem ich die Prinzipien des Power-Stoffwechsels ausführlich erkläre und das auch zahlreiche Rezepte enthält, wünschten sich viele Menschen weitere Rezepte. Diesem Wunsch folge ich mit diesem Buch. Profiköche, vor allem aber auch Personen, die mehr oder weniger gut kochen können, haben die Rezepte getestet, um sicherzustellen, dass die Zubereitung leicht nachvollziehbar ist und die Gerichte köstlich schmecken. Selbstverständlich entsprechen alle Rezepte den Ernährungsrichtlinien für den Power-Stoffwechsel, auf die ich im nachfolgenden Überblick etwas näher eingehe.

Was bedeutet Power-Stoffwechsel?

Bei meinem Ernährungskonzept, der Megabolic-Diät, geht es darum, den Stoffwechsel in Schwung zu bringen, um eine ganze Reihe von Zielen zu erreichen, allen voran mehr Wohlbefinden, mehr Energie, das Befreien von vielen chronischen Symptomen, das Aufdecken von unerkannten Allergien und nicht zuletzt: das Abnehmen ohne die sonst so häufig damit verbundenen Qualen. Die Basis dafür bildet eine Nahrung, die in Einklang mit unseren Genen, Zellen und körpereigenen Stoffen funktioniert. Kurz gesagt: frische, vollwertige Nahrung, auf die unser Körper von Natur aus programmiert ist und daher unserem Stoffwechsel die ihm innewohnende optimale Power verleiht. All das können die leider heute so weit verbreiteten industriell bearbeiteten, nährstoffarmen Nahrungsmittel nicht leisten!

In den 20 Jahren meiner medizinischen Praxis habe ich gelernt, dass alles, was uns krank macht, uns auch dick werden lässt. Was wir essen, wie viel wir unseren Körper bewegen (oder nicht), wie wir mit Stress umgehen, sind die Hauptfaktoren, die über das Wohl und Wehe unseres Körpers entscheiden. Ihnen verdanken wir nicht nur 80 bis 90 Prozent aller Gesundheitsstörungen, sondern auch das rapide angewachsene Übergewichtsproblem weiter Teile der Bevölkerung.

Traditionell zählt die Ernährung nicht zum Sektor Medizin (abgesehen von ihrer Aufgabe als Energielieferant). So gesehen und angesichts der Studienpläne, die ernährungswissenschaftliche Fragen allenfalls am Rande berücksichtigen, kann man den Ärzten ihren Mangel an Ernährungswissen nicht vorwerfen. Zum Glück stimmen immer mehr Mediziner in mein Credo ein, dass wir mit der Nahrung eine der schärfsten Waffen zum Erhalten und Wiederherstellen von Gesundheit besitzen. Für mich ist die Nahrung die allerbeste Medizin, die ich verschreiben kann – selbstverständlich nicht jene, die Krankheit und Leid verursacht, denn Nahrung kann Heiler und Mörder sein, das darf man nie aus den Augen verlieren.

Über die enorme Kraft und Macht der Nahrung wusste ich zu Beginn meiner medizinischen Laufbahn reichlich wenig. Stück für Stück habe ich im Verlauf von mehr als 20 Jahren medizinischer Praxis und anhand zahlloser Studien gelernt, was tatsächlich funktioniert und was nicht und warum konventionelle Betrachtungsweisen oder Methoden auf sehr schwachen Füßen stehen. Schließlich fand ich des Rätsels Lösung in den Nährstoffinformationen, die vollwertige Nahrung in sich trägt und die unser Körper im wahrsten Sinn des Wortes versteht.

Lange bevor die Medien Ernährungsthemen an die Öffentlichkeit herantrugen, lief die Nährstoffforschung auf Hochtouren. Ob Wissenschaftler oder Forscher, alle waren sich darüber einig, was eine gesunde Ernährung ausmacht. Den damals schon vorhandenen Studien und Dokumentationen schenkte jedoch kaum jemand Beachtung. Schließlich florierte die Nahrungsmittelindustrie prächtig mit Produkten, die eine Menge Profit, aber wenig Gesundheit brachten.

Gewiss gibt es viele andere Gründe, warum Forschungsergebnisse 20 Jahre brauchen, bis sie in der medizinischen Praxis Fuß gefasst haben. Aber heutzutage steht ein umfassendes Wissen über Art, Funktion und Auswirkungen von Nährstoffen auf Gesundheit und Körpergewicht zur Verfügung – sowohl in negativer als auch in positiver Hinsicht. Mein Buch »Die Megabolic-Diät« mit seinen ausführlichen, allgemeinverständlichen Erklärungen verdeutlicht, mit welch revolutionären Erkenntnissen wir es tun haben. Doch die schlüssigste theoretische Untermauerung der Erkenntnis »frische, vollwertige Nahrung macht gesund und schlank« allein nützt Ihnen im hektischen Alltag wenig. Eine praktische Unterstützung muss her: Kochrezepte für alle Mahlzeiten des Tages. Die Rezepte in diesem Buch verhelfen Ihnen zu einem nahrhaften, wohlschmeckenden Essen, das Sie auf den Weg zu mehr Gesundheit und weniger Körpergewicht führt, wobei Ihre Nahrung zu Ihrem besten Freund und Verbündeten wird.

Lassen Sie mich Ihnen, bevor wir uns der Küchenpraxis zuwenden, noch einen kurzen Überblick über die Prinzipien geben, die dem Power-Stoffwechsel zugrunde liegen.

Die sieben Schlüssel zum Power-Stoffwechsel

Diese sieben Schlüssel basieren auf einem neuen revolutionären Verständnis der Funktionsweise unseres Körpers, das sich unter dem Begriff funktionale Medizin zusammenfassen lässt. Gewissermaßen das Dach bildet dieser Ausgangspunkt: Alles, was wir essen, wirkt sich unmittelbar auf unsere Gesundheit aus. Das bedeutet, dass falsches Essen Störungen im Körperhaushalt hervorruft, die den Boden für ernsthafte Krankheiten bereiten. Zu solchen nahrungsbedingten Störungen zählen: gestörte Regulierung von Appetit und Hungergefühl, Verdauungsprobleme, Stress, Entzündungen, oxidativer Stress, Stoffwechselstörungen, Hormonstörungen, Ungleichgewicht bei den Neurotransmittern (den biochemischen Stoffen, die Informationen von einer Zelle zur anderen transportieren) und mangelhafte Entgiftung des Körpers.

Diese Störungen bewegen sich innerhalb verschiedener ineinandergreifender Systeme unseres Körpers, zum Beispiel dem Verdauungssystem oder dem Hormonhaushalt (Hormonsystem). Daraus ergeben sich sieben Wurzeln von Krankheiten (die gleichzeitig in enger Verbindung mit dem Körpergewicht stehen), die zugleich die sieben Schlüssel zum Power-Stoffwechsel bilden. Das heißt, es gilt, die Übel bei den Wurzeln zu packen und diese Systeme ins Gleichgewicht zu bringen. So befreien Sie sich aus der Falle, die Sie so lange in dem

Teufelskreis von Gesundheitsstörungen und Übergewicht gefangen hielt. Der Weg aus der Falle führt über eine »heilende« Nahrung, zu mehr Gesundheit und einer automatischen Gewichtsabnahme – dauerhaft. Oder anders gesagt: Essen Sie sich gesund und schlank!

Die Zutaten in den Kochrezepten tragen alle dazu bei, die Körpersysteme ins Lot zu bringen, damit sie die Aufgaben, für die sie geschaffen wurden, in vollem Umfang erfüllen können. Infolgedessen helfen sie auch, den Wurzeln des Übels den Boden zu entziehen, sprich: die zugrunde liegenden Gesundheitsstörungen teilweise oder womöglich ganz zu beseitigen.

Damit Sie einen Einblick gewinnen, wie das Ganze funktioniert, stelle ich Ihnen die sieben Schlüssel zum Power-Stoffwechsel kurz vor:

Schlüssel 1: Bringen Sie Ihr Appetitkontrollsystem ins Lot!

Schlüssel 2: Bändigen Sie Ihren Stress!

Schlüssel 3: »Löschen« Sie Entzündungsherde!

Schlüssel 4: Vermeiden Sie oxidativen Stress!

Schlüssel 5: Verwandeln Sie Kalorien in Energie!

Schlüssel 6: Unterstützen Sie Ihre Schilddrüse!

Schlüssel 7: Seien Sie gut zu Ihrer Leber!

Was hinter den sieben »Power-Schlüsseln« steckt

Alle Systeme unseres Körpers arbeiten auf die eine oder andere Weise miteinander. Läuft an einer Stelle etwas schief, gerät woanders etwas ins Wanken. Daher führt nur die harmonische beziehungsweise die in Harmonie gebrachte Gemeinschaftsarbeit der sieben »Power-Schüssel« zu dauerhafter Vitalität, Gesundheit und Gewichtsabnahme. Zugleich bildet jeder einzelne ein charakteristisches Rädchen im Getriebe, das mal mehr, mal weniger hakt. Deshalb sollten Sie jeden der Schlüssel zumindest in seinen Grundzügen kennen, die ich hier kurz gefasst und infolgedessen stark vereinfacht darstelle.

Schlüssel 1: Bringen Sie Ihr Appetitkontrollsystem ins Lot!

Das Appetitkontrollsystem ist für Ihr Hunger-satt-Gefühl zuständig. Gehirn, Darm und Fettzellen kommunizieren mit Hilfe von Hormonen und chemischen Botenstoffen des Gehirns. Im Rahmen dieses »Gesprächs« signalisiert Ihnen das System während des Essens, ob Sie schon oder noch nicht satt sind. Funktioniert dieses System einwandfrei, sendet es zuverlässig zum genau richtigen Zeitpunkt das Signal: »Iss etwas, nimm Kalorien auf, dein Körper braucht Energie.« Gerät irgendetwas in diesem System durcheinander, stimmen die Signale nicht mehr. Sie fühlen sich hungrig, selbst wenn Ihr Körper gerade keine einzige Kalorie braucht. Aber das Signal ist da, also essen Sie – so nehmen Sie Pfund um Pfund zu und öffnen den Gesundheitsproblemen Tür und Tor. Unsere moderne Nahrung liefert unserem Appetitkontrollsystem leider ein ganzes Arsenal an Stoffen, die ein wahres Signalchaos in ihm anrichten.

Schlüssel 2: Bändigen Sie Ihren Stress!

Physische oder psychische Belastungen – sprich Stress – setzen in Ihrem Körper einen Schutzmechanismus in Gang. Stress bedeutet für ihn: Gefahr in Verzug, ich brauche Kraftreserven, um ihr zu entkommen. Also bunkert er Kalorien in Form von Fett. Obendrein pumpt er Hormone in Ihr Hormonsystem, die den Blutfett-, Blutzucker- und Insulinspiegel erhöhen, um Sie fluchtbereit zu machen. Seit Beginn der Menschheit tragen wir diesen (in den gefahrvollen Urzeiten äußerst sinnvollen) Schutzmechanismus in uns. Ganz gleich, ob Sie weniger essen oder sich mehr bewegen, solange der Stress anhält, rückt Ihr Körper kein Fettgrämmchen wieder heraus, sondern lässt seinen Schutzmechanismus immer wieder auf Hochtouren arbeiten. Die simple Schlussfolgerung: Stress macht dick und krank.

Schlüssel 3: »Löschen« Sie Entzündungsherde!

Entzündungen im Körper jagen Sie in einen Teufelskreis, denn Übergewicht fördert Entzündungen und Entzündungen fördern Übergewicht. Bei unzähligen Menschen schmoren Entzündungsherde unerkannt vor sich hin. Grund genug, mit Hilfe einer gesunden, vollwertigen Ernährung (und eventuell auch eines Arztes) dieses Übel zu kappen.

Schlüssel 4: Vermeiden Sie oxidativen Stress!

Oxidativer Stress verursacht in den Zellen Prozesse, die den Stoffwechsel beeinträchtigen, die Gewichtszunahme fördern, Alterungsprozesse beschleunigen und Entzündungen hervorrufen. Die Übeltäter sind die freien Radikale, jene Sauerstoffmoleküle, die im Körper umherwandern und anderen Molekülen ein Elektron stehlen. Der Verlust des Elektrons schädigt das Molekül: es oxidiert. Oxidierte Zellen und Gewebe funktionieren nicht mehr auf die normale Weise. Die Folgen: DNA-Schäden, beschädigte Zellmembranen, versteifte Arterien, die wie verrostete Metallröhren wirken, und Falten (meist zuerst im Gesicht). Das Ganze nennt sich oxidativer Stress.

Schlüssel 5: Verwandeln Sie Kalorien in Energie!

Hier geht es darum, den Stoffwechsel so anzuheizen, dass er Kalorien effizienter in Energie umwandelt. Von der Fähigkeit des Körpers zur Fettverbrennung hängt nicht nur die Gesundheit insgesamt ab, sondern auch die Anzahl und Leistungsfähigkeit der Mitochondrien – das sind die kleinen Kraftwerke, die sich in jeder Zelle befinden und Energie produzieren. Eine gesunde, vollwertige Ernährung hilft, den Stoffwechsel zu optimieren und Schäden an den Mitochondrien zu beseitigen.

Schlüssel 6: Unterstützen Sie Ihre Schilddrüse!

Die Schilddrüse beherrscht mit ihren Hormonen den gesamten Stoffwechsel. Funktioniert ihre Hormonproduktion nur schleppend, verlangsamt sich der Stoffwechsel – mit entsprechenden negativen Folgen für Gesundheit und Körpergewicht. Die richtige Ernährung trägt dazu bei, die Schilddrüsenfunktion zu optimieren. Doch reicht das in vielen Fällen nicht. Nur ein sorgfältiger, vom Arzt vorgenommener Check-up schafft Klarheit über die Funktionstüchtigkeit der Schilddrüse und über eventuelle medizinische Behandlungsmaßnahmen.

Schlüssel 7: Seien Sie gut zu Ihrer Leber!

Je besser die Leber – der schlagkräftige Entgiftungsapparat Ihres Körpers – funktioniert, umso effizienter werden Zucker und Fette verstoffwechselt. Die Leber entsorgt auch die im eigenen Körper vorhandenen oder aus der Umwelt aufgenommenen Gifte. Störungen in diesem Entgiftungssystem fördern das Übergewicht.

Eine gesunde, vollwertige Ernährung, für die Sie in diesem Buch die Anleitungen und Rezepte finden, bildet das Fundament für die Optimierung der Leberfunktionen. Wenn Sie sich daran halten, verringert sich Ihr Körpergewicht genauso automatisch wie sich Ihre Gesundheit verbessert.

Nutrigenomik – die Wissenschaft, die Ihrem Stoffwechsel auf die Sprünge hilft

Nutrigenomik ist ein noch junger Wissenschaftszweig, der sich der Ernährung verschrieben hat und sich auf mehrere Forschungsgebiete stützt, darunter auf die Humangenetik. Die bisherigen Erkenntnisse sowie die weiteren Forschungen haben das Ziel, mit Hilfe der Nahrung Krankheiten vorzubeugen beziehungsweise zu heilen. Im Blickfeld der Forschung liegen insbesondere die Volkskrankheiten, zu denen das Übergewicht inzwischen zählt.

Die Philosophie des Power-Stoffwechsels geht von dem Gedanken aus, dass unsere Nahrung Einfluss auf unsere Gene ausüben kann. Wir kommen zwar mit einem festgelegten genetischen Code (unserer genetischen Ausstattung) zur Welt, dennoch sind bestimmte Gene ansprechbar, sie lassen sich aktivieren und deaktivieren. In welchem Maße und auf welche Weise hängt von vielen Faktoren ab, der wichtigste Faktor ist unsere Nahrung. Herauszufinden, wie das Zusammenspiel von Genen und Nahrung im Einzelnen funktioniert und inwieweit es unsere Gesundheit sowie unser Gewicht beeinflusst, hat sich die Nutrigenomik zur Aufgabe gemacht.

Verständlicherweise tauchen bei solch einem Konzept zahllose Fragen auf: Wie soll das gehen? Wie kann Nahrung unsere Gene beeinflussen? Und was hat das mit Gesundheit oder Übergewicht tun? Sind die Gene eines Individuums nicht ein für alle Mal festgelegt? Man denke nur an die Haar- und Augenfarbe.

Ich versuche, Ihnen die vielschichtige und komplizierte Materie mit Hilfe eines Vergleichs näher zu bringen. Unsere DNA ist bei Weitem nicht so starr festgeschrieben, wie viele denken. Stellen Sie sich die DNA wie die Festplatte eines Computers vor. Ganz gleich, welche Software Sie laden, dieses Speichermedium verändert sich nicht. Variabel ist aber die Software, die aus einer Fülle von Informationen Programme bildet und Ihren Computer befähigt, Texte zu schreiben, Bilder zu bearbeiten oder E-Mails zu verschicken.

»Software« können Sie auch auf Ihre DNA-Festplatte laden. Die Software heißt Nahrung und trägt die unterschiedlichsten Informationen in sich. Welches Programm dann mit diesen Informationen in Ihrem Körper abläuft, sprich: welche Gene bzw. Abschnitte die DNA (Trägerin der Erbinformationen) in Aktion treten, hängt von der Nahrung ab, die Sie zu sich nehmen. Auf vollwertige Nahrung sprechen die Gene an, die für das »Programm Gesundheit und Gewichtsabnahme« zuständig sind. Bearbeitete Nahrungsmittel mit einem hohen Gehalt an Zucker und Transfettsäuren (gehärteten Fetten) schalten die Gene mit dem »Programm Krankheit und Gewichtszunahme« ein.

Aus den logischerweise überaus kompliziert ablaufenden Vorgängen ergibt sich die für Sie wichtigste Erkenntnis: Mit Ihrer Nahrung liegt das kraftvollste Instrument, das Ihre Gene beeinflussen kann, in Ihrer eigenen Hand. Grund genug, um den Kochlöffel zu schwingen für die Gerichte in diesem Buch, die jene Gene ankurbeln, die dazu beitragen, Ihr Appetitkontrollsystem ins Lot zu bringen, Ihren Stress zu bändigen, Entzündungsherde zu »löschen«, oxidativen Stress zu vermeiden, Kalorien effizient in Energie umzuwandeln, Ihre Schilddrüse zu unterstützen und Ihren Entgiftungsapparat Leber zu stärken.

Sekundäre Pflanzenstoffe: die geheime Medizin in der Nahrung

Wenn es darum geht, jene Gene zu aktivieren, die Ihnen helfen, überflüssige Pfunde purzeln zu lassen und Ihre Gesundheit auf Vordermann zu bringen, finden Sie in den sekundären Pflanzenstoffen Verbündete mit grandioser Schlagkraft. Die Evolution hat Pflanzen und Menschen untrennbar miteinander verbunden. Unser Körper würde ohne die Stoffe, die nur Pflanzen ihm liefern können, völlig herunterkommen. Die sekundären Pflanzenstoffe bilden gewissermaßen die geheime Medizin, die unsere Körperfunktionen in Betrieb hält. Schauen Sie sich an, was diese Stoffe alles können, und Sie werden verstehen, warum sie eine tragende Säule der sieben Schlüssel zum Power-Stoffwechsel sind.

Einige der zahllosen sekundären Pflanzenstoffe haben wir tagtäglich vor Augen: die Farbpigmente, die Früchten und Gemüse ihre unterschiedlichen Farben verleihen. In ihnen steckt eine enorme Kraft, zum Beispiel die Anthocyane in den Kirschen halten Entzündungen in Schach, die Glucosinolate des Brokkolis unterstützen den Körper beim Entgiften, insbesondere wenn es um Umweltgifte geht. Die in Grünem Tee enthaltenen Katechine kurbeln den Stoffwechsel an und tragen zur Krebsvorbeugung bei. Die Polysaccharide in Shiitake(-Pilzen) stärken unser Immunsystem.

Die Pflanzen entwickeln diese Stoffe, um sich selbst vor Infektionen, Stress und anderen Gefahren zu schützen. Sie sichern damit ihr Überleben – woraus wir den Nutzen ziehen dürfen. Pflanzen, die hart ums Überleben kämpfen müssen, also unter starkem Stress stehen, produzieren diese schützenden Stoffe in stärkerem Maße als jene, die geringerem Stress ausgesetzt sind. In der Natur gilt für sie das Kämpfe-oder-stirb-Prinzip, denn hier gibt es jede Menge natürlicher Feinde und Konkurrenten, außerdem ändern sich die Standortbedingungen mitunter sehr schnell. Mit ähnlich rauen Verhältnissen müssen sich die biologisch gezogenen Pflanzen auseinandersetzen. Die schützenden Maßnahmen halten sich hier in engen Grenzen.

Aus diesem Blickwinkel betrachtet, gedeihen die konventionell gezogenen Pflanzen unter den gefahrlosesten Bedingungen (insbesondere die in Monokulturen), denn künstlicher Dünger, Pestizide und Herbizide verringern ihren Überlebensstress. So liegt es nahe, dass sie weniger ihrer – für uns so nützlichen – überlebensstrategischen Stoffe entwickeln.

Schließen lässt sich daraus, dass pflanzliche Bioprodukte mehr sekundäre Pflanzenstoffe mit sich bringen als die Pflanzen aus der konventionellen Landwirtschaft. Im Plädoyer für die Verwendung von Bio-Obst und -Gemüse spielt dies eine gewichtige Rolle (im Verbund mit vielen anderen triftigen Gründen).

Die Heilkraft der Pflanzen

Wer seinen Körper nicht früher oder später in den Ruin treiben will, kommt ohne pflanzliche Kost nicht aus, wie ein plakatives Beispiel zeigt: Der menschliche Körper ist faul oder sehr effizient, ganz wie man es sieht. So kann er im Gegensatz zu vielen anderen Lebewesen Vitamin C nicht selbst produzieren. Warum? Er muss es nicht, weil er es über die pflanzliche Kost leicht bekommen kann. So war es von Anbeginn der Menschheit, und über Millionen von Jahren hat sich daran nichts geändert.

Genauso lange stellen uns die Pflanzen ihre enorme Heilkraft zur Verfügung. Heutzutage stehen die heilenden (sekundären) Pflanzenstoffe im Rang höher als die Proteine, Fettsäuren, Kohlenhydrate, Vitamine und Mineralstoffe, die in Pflanzen enthalten sind. Daher kann ich den Rat »täglich fünf bis neun Portionen Obst und Gemüse« jedem nur ans Herz legen. Dieser regelmäßige »Heilkraftschub« kann das Krankheitsrisiko deutlich senken, darunter das Risiko für unsere heutigen Zivilisationskrankheiten wie Herzinfarkt, Schlaganfall, Alzheimer und Krebserkrankungen.

Zugleich rate ich Ihnen, nicht den Blick starr auf Details zu richten, wie zum Beispiel »Soja senkt den Cholesterinspiegel«, »Brokkoli hilft bei der Krebsvorbeugung« oder »Tomaten unterstützen die Vorbeugung von Prostatakrebs«. Ebenso wenig sollten Sie sich auf ein paar wenige Obst- und Gemüsesorten kaprizieren. Den besten Weg, um die Fülle der Pflanzenstoffe für Ihre Gesundheit und Ihre Gewichtsabnahme zu nutzen, gehen Sie, wenn Sie die ganze Bandbreite an Obst und Gemüse einbeziehen. Dabei haben es die Farben in sich – treiben Sie's bunt!

Zum Auswählen: die bunte Vielfalt der pflanzlichen Kost

Dieser Überblick zeigt Ihnen die wichtigsten Gruppen der pflanzlichen Kost, aus denen Sie täglich Ihr Quantum so variantenreich wie möglich zusammenstellen sollten. Die Beispiele stehen stellvertretend für alle anderen Obst- und Gemüsesorten, die in die jeweilige Gruppe passen. Angesagt sind fünf bis neun Portionen, wobei Sie die Zutaten für Gerichte mitrechnen.

Obst und Gemüse – rot, gelb und orange: Tomaten, Paprikaschoten (rot, gelb, orange), Chilischoten (rot, gelb, orange), Mango, Papaya, Ananas, Süßkartoffeln, Winterkürbisse, Möhren, Cantaloupe-Melone, Pfirsiche, Aprikosen, Möhren. Alle enthalten eine Fülle Antioxidantien, darunter die Carotinoide Lutein und Lycopin, die zur Vorbeugung von Makuladegeneration (Augenerkrankungen, die den »Gelben Fleck«, die Makula lutea, betreffen) und verschiedener Krebserkrankungen, zum Beispiel Prostatakrebs, beitragen. Das ebenfalls darin enthaltene Quercetin hilft, Entzündungen und Allergien zu lindern.

Dunkelgrünes Blattgemüse: Grünkohl, Wirsing, Spinat, Löwenzahn, Senfkraut. Alle enthalten Antioxidantien und Carotinoide, die helfen, Herz- und Krebserkrankungen vorzubeugen und Alterungsprozesse zu verlangsamen. Außerdem enthalten sie Magnesium und Folsäure, zwei wichtige Nährstoffe, an denen es vielen Menschen mangelt.

Obst und Gemüse – dunkelblau, purpurblau und purpurrot: Blaubeeren, Brombeeren, Kirschen, Pflaumen, Rote Bete, rote Zwiebeln, rote Weintrauben, Rotkohl, Radicchio. Neben einem hohen Gehalt an Vitaminen und Mineralstoffen, sind sie eine ausgezeichnete Quelle für Antioxidantien wie Phenole, Ellagsäure und Anthocyane sowie Terpene, die sich günstig auf das Immunsystem auswirken und bei der Krebsvorbeugung helfen. Kirschen enthalten Proanthocyanidine, die entzündungshemmend wirken.

Gemüse aus der Familie Kreuzblütengewächse: Brokkoli, Weißkohl, Grünkohl, Wirsing, Kohlrabi, Rosenkohl, Paksoi, Chinakohl. Alle enthalten Isothiocyanate und Indol, die dazu beitra-

gen, die Entgiftungsleistung der Leber zu erhöhen und Krebserkrankungen vorzubeugen.

Gemüse aus der Familie der Zwiebelgewächse: Knoblauch, Zwiebeln, Porree, Schalotten. Alle enthalten eine Fülle an gesund-
heitsfördernden Stoffen, darunter Organosulfurverbindungen,
die den Abbau giftiger chemischer Stoffe unterstützen. Außerdem sind sie eine Quelle für Quercetin, das entzündungshemmende und antimikrobielle Eigenschaften besitzt. Insbesondere Knoblauch ist bekannt dafür, dass er hilft, den Blutdruck zu
senken, das Blut zu verdünnen, den Cholesterinspiegel zu senken, und dass er sich als nützlich bei der Behandlung von Infektionen erweist.

Zitrusfrüchte: Zitronen, Limetten, Orangen, Grapefruit. Limo-
nen enthalten ein Terpen, das die Leber bei Entgiftungsprozes-
sen unterstützt und dazu beiträgt Herz- und Krebserkrankungen vorzubeugen. Bioflavonoide sind reichlich vorhanden, darunter Hesperidin, das stark entzündungshemmend und anti-
karzinogen wirkt. Zu den wirkungsvollen Inhaltsstoffen zählen
auch Lycopin und Lutein.

Leinsamen: Diese Samen liefern reichlich Lignane, die ausgesprochen wichtig sind für die Regulierung des Hormonhaus-
haltes, was zur Vorbeugung von Krebs und Hormonstörungen
beiträgt. Leinsamen unterstützen auch die Darmflora und können Wechseljahresbeschwerden lindern.

Hülsenfrüchte: Sie enthalten alle Arten von hochwirksamen Stoffen, darunter Saponine, eine Stoffgruppe, die dazu beiträgt, das Risiko für Herzerkrankungen und Krebs zu verringern und das Immunsystem zu stärken. Die in Hülsenfrüchten reichlich vorhandenen Ballaststoffe fördern die Darmfunktionen und die Darmflora, während die Protease-Inhibitoren sich zum Beispiel als günstig für die Krebsvorbeugung erweisen.

Sojabohnen und Sojaprodukte: Sie enthalten Daidzein und Genistein, außerdem den BBI, der zur Krebsvorbeugung und Senkung des Cholesterinspiegels beiträgt (der Bowman-Birk-Inhibitor/BBI ist ein Protease-Inhibitor, das heißt ein Stoff, der die Proteinzerlegung hemmt).

Tee: Insbesondere Grüner Tee enthält Polyphenole, darunter Epigallocatechingallat, die dazu beitragen, die Entgiftungsprozesse der Leber zu unterstützen und den Cholesterinspiegel zu senken. Des Weiteren sind sie entzündungshemmend und wirken sich günstig im Rahmen der Vorbeugung von Krebs- und Herzerkrankungen aus. Außerdem hilft Grüner Tee, den Stoffwechsel anzukurbeln und die Gewichtsabnahme zu fördern.

Meeresgemüse: Algen, darunter Rotalgen wie Dulse und Nori sowie Braunalgen wie Hijiki, Kombu und Arame. Sie weisen einen höheren Gehalt an Mineralstoffen (einschließlich Jod) als andere Nahrungsmittel auf, und sind eine ausgezeichnete Quelle für Carotinoide und Phenole wie die Ellagsäure, die eine Krebsvorbeugung unterstützt.

Gewürze: Kurkuma (auch Gelbwurz genannt), das auch ein Bestandteil des Currypulvers ist, enthält den Farbstoff Kurkumin, ein hochwirksames entzündungshemmendes Antioxidant und Unterstützer der Entgiftungsprozesse der Leber, insbesondere wenn es um Umweltgifte geht. Rosmarin enthält Ursolsäure, ein ebenfalls wirkungsvoller entzündungshemmender Stoff. Auch rotblättriger Salbei liefert entzündungshemmende Stoffe. Das sind nur einige wenige Beispiele für die unzähligen Gewürze, denen Heilkraft innewohnt.

Alle Pflanzen enthalten Stoffe, die für uns lebenswichtig sind, aber Sie brauchen keineswegs alle Inhaltsstoffe der einzelnen Gewächse zu kennen oder sich deren zum Teil zungenbrecherische Namen zu merken. Schwelgen Sie einfach wie ein Maler in Farben und gestalten Sie Ihr Essen so farbenprächtig wie Monet oder Matisse ihre Landschaften. Greifen Sie ins Volle, nehmen Sie Gelb, Orange, Rot, Purpur und Grün in allen Schattierungen. Gönnen Sie Ihren Augen einen zauberhaften Farbenreigen, während sich Ihre Seele an den purzelnden Pfunden erfreut.

Die nachfolgende Tabelle zeigt im Überblick die Pflanzen mit hochwirksamer Heilkraft, wobei dies nur einen winzigen Ausschnitt darstellt, um Ihnen noch einmal anschaulich vor Augen zu führen, welch herausragende Bedeutung die pflanzliche Kost in unserer Ernährung einnimmt.

Sekundäre Pflanzenstoffe und ihr Nutzen für Ihre Gesundheit

Nahrungsmittel	Sekundärer Pflanzenstoff	Nutzen für Ihre Gesundheit
Grüner Tee	Katechine	entzündungshemmend, entgiftend, krebsvorbeugend
Tomaten	Lycopin	Antioxidant, krebsvorbeugend
Brokkoli	Glucosinolate	entgiftungsfördernd
Kirschen	Proanthocyanidine	entzündungshemmend
Kurkuma	Kurkumin	Antioxidant, entzündungshemmend, Vorbeugung von Krebs- und Demenzerkrankungen
Shiitake(-Pilze)	Polysaccharide	stärkt Immunsystem, krebsvorbeugend
Ingwer	Gingerol	entzündungshemmend
Schale von Zitrusfrüchten	Terpene, vor allem Limonen (ein Monoterpen)	entgiftungsfördernd
Knoblauch	Organosulfurverbindungen, Phenole	stärkt Immunsystem, antimikrobiell, entzündungshemmend, entgiftend
Soja	Isoflavone	krebsvorbeugend, cholesterinsenkend, entzündungshemmend
Leinsamen	Lignane	krebsvorbeugend, cholesterinsenkend
Granatapfel	Ellagtannin	blutdrucksenkend, unterstützt Vorbeugung und Heilung von Herzerkrankungen, krebsvorbeugend durch Verringerung von DNA-Schäden, entzündungshemmend

Ein Schlüssel zur Gesundheit: die Blutzucker-balance

Im Verlauf meiner beruflichen Arbeit beschäftigte mich immer wieder folgende Frage: Welchen Stellenwert besitzen die Kohlenhydrate? Ich bin zu einem Schluss gekommen: Sie sind der wichtigste Nährstoff in unserer Ernährung. Das mag manchen überraschen, weil diese Erkenntnis nicht mit der populären Meinung übereinstimmt. Doch ohne Kohlenhydrate kommt es schnell zu einer Mangelernährung und mit der Gesundheit geht's bergab. Kohlenhydrate bringen alles mit sich, was unsere Körperfunktionen am Laufen hält, angefangen von Vitaminen und Mineralstoffen über Ballaststoffe bis hin zu den sekundären Pflanzenstoffen.

Verständlich wird das Ganze, wenn man Kohlenhydrate nicht nur mit Brot, Pasta und Kartoffeln in Verbindung bringt. Denken Sie an Obst, Gemüse, Vollkorngetreide, Hülsenfrüchte, Nüsse und Samen, dann sind Sie den richtigen Kohlenhydraten auf der Spur. Vergessen Sie die Diäten, die Kohlenhydrate verdammen und mit dazu beitragen, dass so viele Menschen nur auf die isolierten Kohlenhydrate in stark verarbeiteten Lebensmitteln starren. Ich nenne diese Kohlenhydrate »die weiße Gefahr« und meine damit weißes Mehl, weißen Zucker und ähnliche »Verwandte«. Hier haben wir es tatsächlich mit »schlechten« Kohlenhydraten zu tun, die jedoch keineswegs repräsentativ für alle Kohlenhydrate sind. Wir müssen klipp und klar zwischen »guten« und »schlechten« Kohlenhydraten unterscheiden. Um Ihnen die Unterscheidung zu erleichtern, rate ich Ihnen, diese beiden inzwischen ziemlich überstrapazierten Begriffe durch zwei im Prinzip einfache vitale Konzepte zu ersetzen:

► Glykämische Last, abgekürzt GL

► Phytonutrient-Index (Index der pflanzlichen Nährstoffe), abgekürzt PI

Worauf es bei der Glykämischen Last ankommt

Die Glykämische Last definiert die komplexe Auswirkung von Nahrungsmitteln oder ganzen Mahlzeiten auf den Blutzuckerspiegel:

► *Hohe Glykämische Last* bedeutet: Die in der Nahrung enthaltenen Kohlenhydrate werden vom Körper schnell aufgenommen und der Zucker (Glukosemoleküle) wird schnell ins Blut entlassen, wodurch der Blutzuckerspiegel sehr rasch steigt.

► *Niedrige Glykämische Last* bedeutet: Die Kohlenhydrate werden langsam verarbeitet, wodurch Zucker langsamer ins Blut gelangt und demzufolge der Blutzuckerspiegel wesentlich langsamer steigt.

Es gibt eine ganze Menge guter Gründe, warum Ihr Blutzuckerspiegel – bildlich gesprochen – in einem langsam verlaufenden, weiten und weichen Bogen steigen und fallen soll. Wenn er wie ein steiler Berggipfel abrupt ansteigt und abfällt, richtet das in dem fein abgestimmten Netz aus Hormonen und Botenstoffen in Ihrem Körper ein wahres Chaos an. Von den höchst ungünstigen Auswirkungen auf Ihren Insulinspiegel ganz zu schweigen. Ihr Stoffwechsel gerät aus dem Gleichgewicht – und damit auch Ihr Appetitkontrollsystem. All diese Turbulenzen machen den Weg frei für Gewichtszunahme, Übergewicht, Diabetes und andere Gesundheitsprobleme.

Im Hinblick auf die Glykämische Last (GL) spielen bei diesen Vorgängen nicht allein die Kohlenhydrate eine Rolle. Das Ganze funktioniert *nur* im Team, zu dem neben den Kohlenhydraten andere wichtige Nährstoffe – Proteine, Fette und Ballaststoffe – gehören. Es kommt also darauf an, aus welchen Bestandteilen die *gesamte* Mahlzeit besteht. Die niedrige Glykämische Last allein bringt es nicht. Wenn Sie ein Nahrungsmittel mit extrem hoher GL, zum Beispiel Cola, mit genügend Ballaststoffen kombinieren, ergibt das unterm Strich eine niedrige GL. Doch hierbei bliebe das »Nährstoff-Team« voll auf der Strecke. Der Schlüssel zu Ihrem Erfolg liegt in den Leitlinien, die sich auch in den Rezepten dieses Buches widerspiegeln: Jede Mahlzeit sollte überwiegend Zutaten mit niedriger Glykämischer Last enthalten. Und nicht alle, aber die meisten Nahrungsmittel, die Sie zu sich nehmen, sollten eine niedrige Glykämische Last aufweisen.

Sekundäre Pflanzenstoffe – die Verbündeten der Glykämischen Last

Im Rahmen meiner beruflichen Arbeit verwende ich den Begriff »PI«, den »Phytonutrient-Index«, (Index der pflanzlichen Nährstoffe), der aussagt, wie hoch oder niedrig der Gehalt an pflanzlichen Nährstoffen, insbesondere der sekundären Pflanzenstoffe, in einem Nahrungsmittel ist. Für diese spezielle differenzierte Nahrungsbewertung gibt es bisher noch keine praktikablen Listen oder Tabellen zum »offiziellen« Nachschlagen. Dennoch lohnt es sich, den Begriff im Kopf zu behalten, um den Blick für diese gesunden Pflanzenstoffe zu schärfen. In der Megabolic-Diät nehmen die sekundären Pflanzenstoffe in Kombination mit der Glykämischen Last einen bedeutenden Platz ein, denn die goldene Erfolgsregel lautet: Verzehren Sie Nahrung mit einer niedrigen GL und einem hohen PI! Diese Anforderung erfüllen:

- ▶ Gemüse
- ▶ Obst
- ▶ Hülsenfrüchte
- ▶ Vollkorngetreide
- ▶ Nüsse
- ▶ Samen
- ▶ Unbearbeitete, kalt gepresste Öle wie zum Beispiel natives Olivenöl extra oder Kokosöl
- ▶ Tees
- ▶ Kräuter und Gewürze

Wie Sie sehen, bewegen wir uns hier ausschließlich auf dem pflanzlichen Sektor. Aber keine Sorge, die tierische Kost samt ihrer Proteine kommt noch, denn sie ist ja auch ein Bestandteil der Rezepte.

Gesund und schlank, statt dick und krank

Nahrung mit einer niedrigen GL und einem hohen PI macht weder dick noch krank – und steckt voller Geschmack. Umso bedauerlicher finde ich es, dass sich unser Gaumen an Produkte gewöhnt hat, deren Geschmack auf der »Kunst« der Lebensmittellabore basiert und die mehr oder weniger »vorgefertigt« in den Handel kommen. Was in hübschen Verpackungen als Convenience Food (bequeme Kost) die Regale füllt oder als Junkfood allgegenwärtig ist, wirkt auf unseren Körper wie eine Droge. Wir brauchen immer mehr und immer mehr davon, während der Befriedigungs- bzw. Sättigungsgrad ständig tiefer sinkt.

Wer sich in seiner Ernährung auf vorgefertigte Kost – sei es Convenience Food oder Junkfood – stützt, nimmt eine Nahrung mit hoher GL und niedrigem PI zu sich. Typisch für diese Nahrungsmittel ist ein hoher Gehalt an Zucker, Transfetten und Lebensmittelzusatzstoffen. Zu allem Übel hat sich gezeigt, dass diese Menschen wesentlich mehr essen, sprich: mehr Kalorien zu sich nehmen als jene, die sich von frischen, vollwertigen Lebensmitteln ernähren.

Dieser ungesunden Kost mangelt es in hohem Maße an Nährstoffen, die unser Appetitkontrollsystem auf gesunde Weise steuern. Stattdessen versuchen wir wie Süchtige, den vermeintlichen »Hungeralarm« zu befriedigen. Doch die befriedigende Sättigung spüren wir nur während des Essens. Schon kurz darauf kehren wir in den unbefriedigten Zustand zurück, fühlen uns müde, aufgebläht, schlaff und benommen.

Eine Kost mit geringem Nährwert verschafft uns nur einen kurzen, trügerischen Genuss. Das Verlangen, erneut etwas zu essen, stellt sich in erschreckend kurzer Zeit wieder ein. Schließlich verlangt der Körper auf Biegen und Brechen nach den Nährstoffen, die er braucht. Doch dieses Verlangen mit einer nährwertarmen Nahrung zu befriedigen, bringt niemand zustande, ganz gleich, wie viel man davon in sich reinstopft. Sicher ist nur eines: Überflüssige Pfunde und Gesundheitsprobleme haben freie Fahrt!

Mit einer Ernährungsumstellung auf frische, vollwertige Nahrung lässt sich die Talfahrt stoppen! Sie lernen dabei nicht nur Obst und Gemüse zu genießen, sondern Sie sanieren auch Ihren Körper. Ihre Zellen bekommen die richtigen Nährstoffe, was Ihre Gesundheit gewissermaßen automatisch auf einen besseren Weg bringt. Köstliches Essen und gute Gesundheit sind unweigerlich miteinander verquickt.

Viele müssen zu Beginn der Ernährungsumstellung eine kurze Entwöhnungsphase von etwa zwei bis drei Tagen durchlaufen, bis sie sich gelöst haben von dem eingefahrenen Essverhalten, das von der nährstoffarmen Kost beherrscht wurde. Lassen Sie sich davon nicht beirren. Den Umgang mit Zutaten, die Ihnen vielleicht noch nicht so vertraut sind, lernen Sie rasch. Vor allem spüren Sie bald, wie köstlich sie schmecken und wie gut es sich anfühlt, wenn Ihr Körper Ihren Appetit und Ihr Essverhalten auf natürliche Weise steuert. Zurück zu den alten Essgewohnheiten wollen Sie dann gewiss nicht mehr. Sagen Sie Ja zu gesund und schlank!

Das Acht-Wochen-Programm – Sagen Sie Ja zu gesund und schlank!

So funktioniert die Megabolic-Diät

An den Start gehen Sie zunächst einmal mit einer Vorbereitungswoche. Die sich anschließende Phase I – die Entgiftungsphase – dauert drei Wochen. Dabei geht es darum, Ihren Körper zu reinigen und Ihren Stoffwechsel auf die neue Art der Ernährung einzustimmen. Bereits in dieser Zeit spüren Sie, wie Ihre Energie wächst, Ihr Gewicht sich verringert und chronische Gesundheitsprobleme sich abschwächen. Gedächtnis, Verdauung und Schlaf funktionieren besser. Außerdem kommen Sie eventuell vorhandenen und bisher unerkannten Allergien auf die Spur.

Die vierwöchige Phase II ist gleich in mehrerer Hinsicht eine Aufbauphase. Sie setzen Nahrungsmittel, die Sie in Phase I meiden sollten, wieder auf Ihren Speiseplan. Vor allem aber hilft Ihnen diese Phase, in Einklang mit Ihren Genen zu leben, das Hormon- und Immunsystem ins Gleichgewicht zu bringen und Ihren Stoffwechsel zu optimieren. Am besten lassen Sie diese Phase nie enden, denn wenn Sie auf diesem gesunden Ernährungsweg bleiben, werden Sie dauerhaft mit mehr Wohlbefinden und mehr Vitalität belohnt.

Ihr bester Freund: Ihre Nahrung

In der chinesischen Kultur wird Nahrung als Medizin (und umgekehrt) betrachtet. Diese Gleichwertigkeit spiegelt sich in der chinesischen Schriftsprache wider, denn für »Reis essen« *(chi fan)* und »Medizin nehmen« *(chi yao)* werden die gleichen Schriftzeichen verwendet. Auch die moderne Medizin lehrt uns, Nahrung als Heilmittel einzusetzen. Auf welche köstliche, einfache und nahrhafte Weise Sie daraus einen persönlichen Nutzen ziehen können, zeigt Ihnen dieses Kochbuch. Es basiert auf modernen ernährungswissenschaftlichen Erkenntnissen und dem Wissen über die evolutionsbedingten Ernährungsprinzipien.

Da die besten Theorien nichts nützen, wenn sie sich nicht in die Praxis umsetzen lassen, sind die Rezepte alltagstauglich, zum Beispiel durch ihre überwiegend kurze Zubereitungszeit. Allerdings kommen Sie auch bei den schnellsten Mahlzeiten nicht um ein gewisses Quantum an Planung und Organisation herum. Das gehört mit zum gesunden Ernährungsprogramm. Denn was machen die meisten Menschen, wenn es ums Essen geht? Erstmal nichts. Dann setzt plötzlich der Bärenhunger ein. Um ihn möglichst rasch zu stillen, wird nach irgendetwas gegriffen und schnell verschlungen. Das ist der denkbar schlechteste Weg, um abzunehmen und mehr Gesundheit zu gewinnen.

Schließen Sie Freundschaft mit guten Partnern!

Zu den erfolgsfördernden Begleitern auf Ihrem Weg zum Power-Stoffwechsel – sprich zu weniger Körpergewicht und mehr

Wohlbefinden – gehören Planung, Einkaufen und Vorbereitung. Die Energie, die Sie dafür einsetzen, zahlt sich garantiert aus. Praktischen Rat dafür gebe ich Ihnen im nächsten Kapitel.

Der wichtigste Partner sind Sie selbst und Ihre Bereitschaft, sich Neuem zu öffnen. Ihnen begegnen in den Rezepten wahrscheinlich einige Zutaten, die zweifellos voller gesunder Nährstoffe stecken, aber mit denen Ihr Gaumen noch nie in Berührung kam. Glauben Sie mir, sie schmecken köstlich. Probieren Sie diese »Neulinge« einfach aus! Ich bin sicher, Sie erkennen im Nu, dass sie Ihnen mehr Nutzen und Genuss verschaffen als viele der Nahrungsmittel, die früher auf Ihrem Speiseplan standen.

Sich an neue Zutaten und eine andere Art der Zubereitung von Gerichten zu gewöhnen, braucht seine Zeit. Insbesondere wenn einem die Nahrung bisher als der Feind Nummer eins erschien, dauert es eine Weile, die nun andere, neue Nahrung als besten Freund zu erkennen.

Freunden Sie sich auch damit an, Ihrem Essen mehr Aufmerksamkeit und Zeit zu schenken. Auch wenn unsere heutige Esskultur und Alltagshektik den Eindruck vermitteln, gut und gesund zu essen, sei nicht möglich, lassen Sie sich nicht beirren. Es ist möglich! Haben Sie Geduld mit sich und all dem Neuen, was da auf Sie zukommt. Betrachten Sie das Essen wie eine Abenteuerreise, die mit Ihrer Geburt begann – mit dem verbrieften Recht, sich fabelhaft und fit dabei zu fühlen. Nehmen Sie sich dieses Recht und stellen Sie sich einem neuen Abenteuer: Besiegeln Sie die Freundschaft mit einer Nahrung, die Sie genussvoll und gesund ernährt und Ihnen Freude am

Essen verschafft (ganz abgesehen von dem Vergnügen, diese Freuden mit Freunden und Familie zu teilen). Sie schaffen das alles mit einer Nahrung, die mit Ihren Genen und Ihrem Körper harmoniert!

Gönnen Sie sich einen Power-Stoffwechsel für alle Zeiten!

Den in zwei Phasen ablaufenden Megabolic-Ernährungsplan habe ich entwickelt, um Ihnen zu einem gesunden Stoffwechsel und einem gesunden Körpergewicht zu verhelfen. Dahinter steckt jedoch nicht der Gedanke, Ihnen eine Diät im klassischen Sinn vorzusetzen: acht Wochen und das war's dann. Mir liegt am Herzen, Ihnen zugleich eine Ernährungsweise zu vermitteln, die Sie langfristig in Ihr Leben integrieren. Kurz gesagt: Es geht um gesunde Ernährung als Lebensweise.

Die allbekannten Methoden wie »Low Carb«, »Low Fat« oder »kalorienreduziert« spielen in meinem Programm keine Rolle. Am Anfang steht, die Freude an gesunder Nahrung zu finden (oder wiederzufinden) und langsamer zu essen. Daraus ergibt sich, dass Sie nur so viel essen, wie Ihr Körper tatsächlich braucht. Die kulinarische Grundlage bieten zum großen Teil Ernährungsformen, die seit Jahrhunderten zeigen, wie sich Menschen vor degenerativen Krankheiten und Übergewicht schützen können: die mediterrane und asiatische Küche mit ihren schmackhaften Gerichten. Essen soll nicht nur unseren Gaumen befriedigen, sondern auch unseren Körper und unsere Seele. Das eine schließt das andere nicht aus!

Mein Ernährungsprogramm basiert auf einfachen, wissenschaftlich fundierten Richtlinien, die uns vermitteln, welche Nahrung im Dienste einer bestmöglichen Gesundheit steht. Hinzukommen meine eigenen langjährigen ernährungswissenschaftlichen Studien sowie meine praktische Erfahrung als Arzt, der Ernährung als eines der wirksamsten Heilmittel betrachtet. Diesen ganzen Schatz an Wissen und Erfahrung können Sie in diesem Buch in Form von Kochrezepten nutzen.

20 Richtlinien für eine gesunde Ernährung

Diese Ernährungsrichtlinien sollten Sie möglichst für den Rest Ihres Lebens als Hüter von Gesundheit und gesundem Körpergewicht begleiten.

1. Mahlzeiten mit einer niedrigen Glykämischen Last

2. Kombinieren von Proteinen, Fetten und Kohlenhydraten, um die Glykämische Last zu verringern

3. Ballaststoffe – 30 bis 50 Gramm pro Tag.

4. Omega-3-Fettsäuren und einfach ungesättigte Fettsäuren

5. Obst und Gemüse in verschiedenen Farben

6. Entzündungshemmende Nahrungsmittel

7. Entgiftende Nahrungsmittel

8. Nahrungsmittel mit einem hohen Gehalt an Antioxidantien

9. Nüsse, Samen und Hülsenfrüchte

10. Naturbelassene Sojaprodukte

11. Tierische Proteine nur aus mageren Quellen (mageres Fleisch usw.)

12. Vollkorngetreide (möglichst wenig in Form von Mehl)

13. Keine Produkte, die raffiniertes Mehl oder raffinierten Zucker enthalten (oder nur in sehr geringen Mengen)

14. Wenig Koffein

15. Keine künstlichen Süßungsmittel, kein Maissirup (HFCS, High-Fructose Corn Syrup)

16. Keine Transfette (gehärteten Fette) und wenig gesättigte Fettsäuren (weniger als 5 Prozent der Kalorienzufuhr)

17. Häufiger essen

18. Kleinere Mahlzeiten

19. Frühstücken

20. Zwei bis drei Stunden vor dem Schlafen nichts mehr essen

Wichtige Bausteine des Megabolic-Ernährungsprogramms

Die Bausteine mögen Ihnen auf den ersten Blick wie ein hoher Steinhaufen vorkommen. Doch niemand hindert Sie daran, gleich mit dem Kochen loszulegen, da die Rezepte alle diese Bausteine berücksichtigen. Wenn Sie aber meinem Rat folgen und sich für alle Zeit gesund ernähren wollen, hilft Ihnen dieser Überblick, Ihren Speiseplan eigenständig zu gestalten und selber Lieblingsgerichte zu kreieren.

Leitlinien für Ihre Mahlzeiten

Frühstück: Sollte jeden Tag Proteine enthalten, geeignet dafür sind zum Beispiel Omega-3-Eier, Sojamilch-Shakes, Mandelmus oder andere Nussmussorten.

Anzahl der Mahlzeiten: Essen Sie alle vier Stunden etwas, um den Insulin- und Glukosespiegel im Gleichgewicht zu halten.

Snacks: Verzehren Sie morgens und am Nachmittag einen Snack mit hohem Gehalt an pflanzlichen Proteinen, zum Beispiel eine Hand voll Mandeln.

Abendessen: Essen Sie zwei bis drei Stunden vor dem Zubettgehen nichts mehr. Ein voller Bauch beeinträchtigt den Schlaf. Was aber noch wichtiger ist: Ihr Körper befindet sich während des Schlafens in einem Speichermodus, daher fördert spätes Essen die Gewichtszunahme.

Zusammenstellung der Mahlzeiten: Behalten Sie die Glykämische Last im Auge. Um sie in dem gewünschten niedrigen Rahmen zu halten, kombinieren Sie bei jeder Mahlzeit (auch bei Snacks) Proteine, Fette und Kohlenhydrate in Form von Gemüse, Hülsenfrüchten, Obst, Nüssen, Samen. Verzehren Sie Nahrungsmittel mit Kohlenhydraten, die vom Körper schnell aufgenommen werden, nicht für sich allein – sie lassen den Blutzucker- und Insulinspiegel abrupt ansteigen.

Nahrungsmittel, die Ihnen gut bekommen

Schöpfen Sie die ganze Fülle der Nahrungsmittel, die Ihnen gut bekommen, voll aus – je variantenreicher, umso besser. Verwenden Sie nach Möglichkeit Bioprodukte.

Hülsenfrüchte: Integrieren Sie möglichst häufig Hülsenfrüchte mit niedriger Glykämischer Last in Ihre Mahlzeiten. Bei Linsen, Erbsen, Kichererbsen und Edamame (junge, grüne Sojabohnen) gelangen die Zuckermoleküle nur langsam ins Blut, was dazu beiträgt, eine übermäßige Insulinausschüttung zu verhindern. Eine übermäßige Insulinproduktion führt zu einer zu hohen Konzentration von Insulin im Blut (Hyperinsulinämie genannt), die mit zahlreichen Gesundheitsstörungen in Verbindung steht, zum Beispiel Herzprobleme, Übergewicht und Adipositas, hoher Blutdruck, hoher LDL-Cholesterinspiegel (»schlechtes« Cholesterin) und niedriger HDL-Cholesterinspiegel (»gutes« Cholesterin).

Gemüse und Obst: Verzehren Sie frisches Obst und Gemüse in Hülle und Fülle. Diese pflanzliche Kost strotzt vor sekundären Pflanzenstoffen, wie Carotinoide, Flavonoide und Polyphenole, die bei der Vorbeugung nahezu aller Gesundheitsprobleme eine überaus bedeutende Rolle spielen. Für den Abbau von Übergewicht oder das Verlangsamen von Alterungsprozessen sind sie schlagkräftige Verbündete.

▶ Verzehren Sie häufig Gemüse mit niedriger Glykämischer Last, zum Beispiel Spargel, Brokkoli, Kohl (alle Sorten), Rosenkohl und Spinat.

▶ Optimal für Ihr Obstprogramm sind Beerenfrüchte, Kirschen, Pflaumen, Rhabarber, Birnen und Äpfel. Cantaloupe-Melonen und andere Honigmelonen, Weintrauben und Kiwi eignen sich ebenfalls, haben aber einen höheren Zuckergehalt. Gefrorene Beerenfrüchte (möglichst Bioprodukte) können Sie gut für Shakes, Müslis oder Snacks verwenden.

Kräuter: Frische Kräuter bringen nicht nur Geschmack, sondern auch gesundheitlichen Nutzen mit sich. Rosmarin, Ingwer und Kurkuma zum Beispiel sind kraftvolle Antioxidantien und enthalten entzündungshemmende sowie entgiftende Substanzen.

Knoblauch und Zwiebeln: Diese beiden Zwiebelgewächse sind bekannt für ihren hohen gesundheitlichen Wert. Insbesondere tragen sie dazu bei, den Cholesterinspiegel und den Blutdruck zu senken, enthalten reichlich Antioxidantien und besitzen entzündungshemmende sowie entgiftende Eigenschaften.

Nüsse und Samen: Rohe, ungesalzene Walnüsse, Pekannüsse, Macadamianüsse, Mandeln und Kürbiskerne sowie Leinsamen und andere Vertreter dieser nährstoffreichen »Knabberkost« sollten in Ihrem Vorratsschrank nicht fehlen.

Natives Olivenöl extra: In Ihrer Küche sollten Sie vorwiegend dieses kalt gepresste Öl verwenden. Es enthält entzündungshemmende Substanzen und Antioxidantien. In der offiziellen Güteklasse-Einteilung der EU, die sich hauptsächlich am Herstellungsverfahren des Olivenöls orientiert, nimmt es den ersten Platz ein. Nur Olivenöle, die alle Kriterien der Güteklasse I erfüllen, dürfen unter der Bezeichnung Natives Olivenöl extra (jeweils in der Sprache des Herkunftslandes) in den Handel kommen.

Fisch und Meeresfrüchte: In kalten Meeren lebende Speisefische wie Heilbutt, Heringe, Lachs und Sardinen enthalten gesundheitsfördernde essenzielle Fettsäuren, darunter Omega-3-Fettsäuren, die unter anderem entzündungshemmend wirken. Als »Notfallersatz« für frischen Fisch leistet Wildlachs in Dosen gute Dienste. Darüber hinaus liefern die genannten Fische und Schalentiere hochwertige Proteine.

Omega-3-Eier: Von diesen Eiern können Sie bis zu acht Stück in der Woche verzehren.

Fleisch und Geflügel: Bei diesen tierischen Proteinlieferanten heißt es: wenig, mager und gut. Verwenden Sie nach Möglichkeit Produkte aus der biologischen Landwirtschaft. Nehmen Sie sowohl bei Geflügel (Hühner-, Puten- und Straußenfleisch) als auch beim Fleisch (Rind-, Schweine- und Lammfleisch) immer die magersten Stücke.

Sojaprodukte: Naturbelassene Sojaprodukte, wie reine Sojamilch, Tofu und Sojabohnen sind reich an Antioxidantien und können dazu beitragen, das Risiko für Krebserkrankungen zu verringern und den Cholesterinspiegel zu senken. Außerdem wirken sie sich günstig auf den Insulin- und Blutzuckerhaushalt aus.

Schokolade: Ja, Sie dürfen Schokolade essen, jedoch nur die dunkle Variante mit mindestens 70 Prozent Kakaoanteil und maximal 50 bis 80 Gramm pro Tag.

Entzündungshemmende Nahrungsmittel: Dazu gehören Lieferanten von Omega-3-Fettsäuren wie die obengenannten Speisefische sowie purpurfarbene (polyphenolreiche) Beerenfrüchte, dunkelgrünes Blattgemüse, Süßkartoffeln und Nüsse.

Nahrungsmittel mit einem hohen Gehalt an Antioxidantien: Sie sollten ein häufiger Bestandteil Ihres Speiseplans sein! Reich an diesen hochwirksamen Stoffen sind zum Beispiel orangefarbenes und gelbes Gemüse oder dunkelgrünes Blattgemüse (Kohl, Spinat usw.). Die stark antioxidativen Anthocyane stecken zum Beispiel in Roter Bete, Brombeeren, Himbeeren, blauen Weintrauben und Granatäpfeln. Das Antioxidans Trans-Resveratrol findet sich in roten Weintrauben, Heidelbeeren, Kirschen und Cranberrys. Kurz gesagt: Jedes Obst und Gemüse, das Farbstoffe enthält, trägt auch Antioxidantien in sich.

Entgiftende Nahrungsmittel: Ihren Körper können Sie bei der Verarbeitung und dem Abtransport giftiger Stoffe unterstützen mit Gemüse aus der Familie der Kreuzblütengewächse, zum Beispiel Brokkoli, Grünkohl, Rosenkohl, Blumenkohl, Paksoi und Chinakohl, außerdem mit Grünem Tee, Brunnenkresse, Löwenzahn, Artischocken, Koriandergrün, Knoblauch, abgeriebener Schale von (unbehandelten) Zitrusfrüchten, Granatapfel und sogar Kakao.

Ballaststoffreiche Nahrungsmittel: Mit einem Extrahinweis auf die Ballaststoffe schließt sich die Kette meiner kurz gefassten Ernährungsempfehlungen. Ballaststoffe bilden einen bedeutenden Bestandteil der gesunden Ernährung. Da aus ballaststoffreicher Nahrung die Kohlenhydrate nur langsam aufgenommen werden, helfen sie, den Blutzuckerspiegel im Gleichgewicht zu halten. Außerdem tragen sie viel zu einem gesunden Stuhlgang und einem gesunden Verdauungstrakt bei. Pro Tag sollten Sie 30 bis 50 Gramm Ballaststoffe zu sich nehmen – in Form von Hülsenfrüchten, Nüssen, Samen, Vollkorngetreide, Obst und Gemüse.

Nahrungsmittel, die Sie meiden sollten

Um die nachfolgend genannten Nahrungsmittel sollten Sie möglichst häufig einen großen Bogen machen oder sie am besten ganz aus Ihrem Speiseplan streichen.

▶ Alle Nahrungsmittel, die einen industriellen Be- und Verarbeitungsprozess hinter sich haben, zum Beispiel Fertig- bzw. Halbfertigprodukte oder Junkfood (Nahrung mit geringem Nährwert).

▶ Nahrungsmittel, die raffiniertes Mehl (weißes Weizenmehl) und raffinierten Zucker enthalten, zum Beispiel Weißbrot, Kekse, Kuchen, Müslimischungen mit Zuckerzusatz, Frühstücksflocken (Cornflakes, Weizenpoppies und Ähnliches), aus raffiniertem Mehl hergestellte Pasta bzw. Nudeln.

▶ Alle Nahrungsmittel, die Maissirup (High-Fructose Corn Syrup/HFCS, Stärkesirup, Isoglucose, Maiszucker) enthalten, zum Beispiel Softdrinks.

▶ Gekochtes Gemüse mit hohem Stärkeanteil (und damit hoher Glykämischer Last), zum Beispiel Kartoffeln, Mais und Wurzelgemüse wie Kohl- oder Steckrüben und Pastinaken.

▶ Fertig gekaufte, industriell verarbeitete Frucht- und Gemüsesäfte, die häufig nicht nur reichlich Zucker, sondern auch Lebensmittelzusatzstoffe (Säfte am besten immer selbst pressen und sofort trinken bzw. für die Zubereitung von Gerichten verwenden).

▶ Industriell bearbeitetes, konserviertes Gemüse (inklusive Gemüsegerichte), das häufig einen hohen Natriumgehalt mit sich bringt.

▶ Nahrungsmittel, die gehärtete oder teilweise gehärtete Fette (Transfette) enthalten, zum Beispiel Kräcker, Kuchen, Kekse oder Schmelzkäse.

▶ Raffinierte Speiseöle (alle, die nicht kalt gepresst sind).

▶ Innereien sowie rotes Fleisch (Rind, Schwein Wild usw.), das nicht aus der biologischen Landwirtschaft stammt.

▶ Fische, die mit Blei und anderen Schadstoffen in einem nicht vertretbaren Maß kontaminiert sind, zum Beispiel Schwertfisch, Thunfisch oder Barsche aus verschmutzten Gewässern.

▶ Milchprodukte – möglichst durch Produkte aus Soja-, Mandel- oder Haselnussmilch ersetzen, ansonsten in geringem Maß verwenden.

▶ Koffeinhaltige Getränke – den Konsum so weit wie möglich beschränken, Kaffee zum Beispiel auf eine halbe Tasse pro Tag; versuchen Sie, auf Grünen Tee umzusteigen.

▶ Alkohol – möglichst nicht; wenn Alkohol, dann Rotwein, aber nicht mehr als drei Gläser pro Woche.

Das Megabolic-Ernährungsprogramm im Überblick

Hier ein kurzer Überblick, wie sich der Weg zu mehr Gesundheit und weniger Körpergewicht gestaltet. Das Megabolic-Ernährungsprogramm umfasst eine Vorbereitungswoche, eine dreiwöchige Entgiftungsphase und eine vierwöchige Aufbauphase, die Sie – so hoffe ich – in eine lebenslange Phase der gesunden Ernährung führt.

Eine Woche vor dem Start: Lösen Sie sich von ungesunden Essgewohnheiten

Viele Menschen sind Gefangene ihrer ungesunden Essgewohnheiten und machen sich keine Gedanken darüber, wie sie sich auf ihren Körper auswirken. Sie merken noch nicht einmal, dass sie eine Art Suchtverhalten an den Tag legen. Zu den »Suchtmachern« zählen Zucker, Junkfood, Koffein und Alkohol, die alle unsere Körperfunktionen ungünstig beeinflussen. Doch für viele sind sie ein »Stoff«, der ein »gutes Gefühl« vermittelt, ohne zu bedenken, wie kurz dieses Vergnügen anhält. Die Tendenz, dabei immer tiefer in alle möglichen Probleme reinzurutschen, mag auch kaum jemand so richtig wahrnehmen.

Den ersten Schritt aus der Falle machen Sie mit der Vorbereitungswoche, die ich »Ferien von den Drogen« nenne. Diese

Woche ist sehr wichtig, weil sie die Körpersignale für Hunger, Schlaf und Entspannung auf den neuen Ernährungsweg einstimmt. Das bedeutet: Sie verbannen konsequent Zucker (inklusive anderer Süßungsmittel), gehärtete Fette, Halbfertig- und Fertigprodukte, Junkfood, Koffein und Alkohol aus Ihrem Speiseplan. Allein durch diese Maßnahme spüren Sie bereits, wie sich Ihr Wohlbefinden verbessert und die überflüssigen Pfunde zu schmelzen beginnen. Selbst wenn Sie nun nichts Weiteres in Ihrer Ernährung verändern, verwandelt die Verbannung dieser »Nahrung« Ihr ganzes Leben. Seien Sie mutig, probieren Sie es aus!

Phase I: Entgiften von Kopf bis Fuß

In dieser Phase wird Ihr Körper durchgeputzt, indem Sie Ihre Nahrung erst einmal bereinigen. Sie lassen alles weg, was ihm nicht guttut, und verwenden vollwertige, unbearbeitete Nahrungsmittel, um Ihrem »falsch programmierten« Stoffwechsel einen Neustart zu ermöglichen.

Zugleich dient diese Phase dazu, herausfinden, ob Nahrungsmittelunverträglichkeiten Ihr Bemühen um Gewichtsabnahme boykottieren. Zu diesen Boykotteuren zählen vor allem glutenhaltige Nahrungsmittel, Milchprodukte und Eier.

Innerhalb dieser drei Wochen können Sie fünf bis zehn Pfund abnehmen. Außerdem erleben Sie, wie Ihre Energie und Vitalität zunimmt, Sie besser schlafen und Gesundheitsstörungen wie chronische Nebenhöhlenentzündungen, Verdauungsprobleme und Kopfschmerzen auf dem Weg der Besserung sind.

Ein Teil der ausgeschlossenen Nahrungsmittel wird in Phase II wieder eingeführt und um köstliche, vollwertige Lebensmittel ergänzt.

Phase II: Die Stoffwechsel-Balance herstellen und für immer behalten

In Phase II nehmen Sie eine Nahrung zu sich, die Ihrem Körper und Ihren Genen ermöglicht, die Pfunde dauerhaft purzeln zu lassen. Ihr Hormon- und Immunsystem stabilisiert sich und Ihr Stoffwechsel kommt ins Gleichgewicht.

In der ersten Hälfte dieser vierwöchigen Phase können Sie nochmals vier bis neun Pfund abnehmen. Danach beträgt die Gewichtsabnahme ungefähr ein Pfund pro Woche. Und im Anschluss an Phase II sollte Ihnen das Megabolic-Ernährungsprogramm als Vorlage für Ihre weitere, möglichst lebenslange, gesunde Ernährung dienen.

Zug um Zug werden in dieser Phase von den eliminierten Nahrungsmitteln jene wieder eingeführt, die in das Megabolic-Ernährungsprogramm passen. Im Hinblick auf Nahrungsmittelunverträglichkeiten wird sich dann auch herausstellen, ob Sie auf bestimmte Nahrungsmittel allergisch reagieren. Wenn Sie jetzt nach dem Verzehr von Milchprodukten Magenschmerzen oder eine »verstopfte Nase« haben, erkennen Sie, dass Ihnen diese Produkte nicht bekommen und Sie besser darauf verzichten.

Die Gerichte aus Phase I lassen sich ohne Weiteres in den Speiseplan der Phase II integrieren. So verschaffen Sie sich nicht nur mehr Abwechslung, sondern können auch all die Gerichte aus Phase I, die Ihnen besonders gut schmecken, weiterhin genießen.

Am Ende der Phase II kann unterm Strich eine Gewichtsabnahme von neun bis einundzwanzig Pfund stehen. Wem das nicht reicht, macht einfach mit Phase II weiter. Wünschenswert wäre, dass Ihr gesteigertes Wohlbefinden Sie dazu veranlasst, nie wieder zu der Nahrung zurückzukehren, die Ihren Stoffwechsel und Ihre Figur ruiniert.

Nahrungsmittelunverträglichkeit – den Übeltätern auf der Spur

Sicher wollen Sie ein wenig genauer wissen, warum Sie in der Vorbereitungswoche und in Phase I , der Entgiftungsphase, bestimmte Nahrungsmittel weglassen sollen. Die Zahl der Menschen, die auf Nahrungsmittel mit gesundheitlichen Beschwerden und Gewichtszunahme reagiert, steigt stetig an. Hinter dieser Nahrungsmittelunverträglichkeit steckt ein ganzes Bündel auslösender Faktoren. Eine ausschlaggebende Rolle spielen Faktoren wie nährstoffarme Nahrung, die voller Zucker und Transfette steckt und der es an Ballaststoffen, Vitaminen, Mineral- und sekundären Pflanzenstoffen erheblich mangelt. Hinzu kommt der Stress, dem unzählige Menschen tagtäglich ausgesetzt sind. Zu dem Faktorenkomplex zählt auch der übermäßige Konsum von Medikamenten wie Antibiotika, Antazida (Arzneimittel zur Neutralisierung der Magensäure) und Entzündungshemmern.

Im Darm fängt es an

All die genannten Faktoren können zu einer erhöhten Durchlässigkeit der Darmschleimhaut führen, dem sogenannten Leaky-Gut-Syndrom (*leaky:* leck, undicht; *gut:* Darm). In diesem Fall haben die schädlichen Bakterien in der Darmflora (die aus bis zu 100 Billionen Bakterien besteht) erheblich überhandgenommen. Infolgedessen wird die zugeführte Nahrung nur noch teilweise verdaut und unverdaute Nahrungspartikel (inklusive der normalen Verdauungsgifte) gelangen durch die durchlässige Darmwand in den Körper.

Die Darmschleimhaut verfügt über ein Immunsystem, das rund 60 Prozent unseres gesamten Immunsystems bildet. Bei einer gesunden Darmflora werden Giftstoffmoleküle bzw. Verdauungsgifte nicht nur von der Darmschleimhaut zurückgehalten, sondern von ihrem Immunsystem mit Hilfe von Antikörpern (Immunglobuline, kurz Ig genannt) auch erkannt und unschädlich gemacht. Auch wenn ein Leaky-Gut-Syndrom vorliegt, kämpft das Immunsystem gegen die körperfeindlichen Stoffe, wobei es allerdings zu Reaktionen kommt, die uns krank machen. Das Ende vom Lied: Wir reagieren allergisch (genauer gesagt mit Überempfindlichkeitsreaktionen) auf die Nahrung, die wir zu uns nehmen.

Allergien sind ein komplexes Feld, dessen Differenzierungen hier den Rahmen sprengen würden. Daher sei nur so viel gesagt: Wir sprechen hier nicht von einer echten Allergie, der Immunglobulin-E-(IgE)-Allergie. Bei diesem Allergietyp tritt innerhalb von Minuten nach dem Kontakt mit dem Allergen eine extreme – mitunter lebensbedrohliche – Reaktion (anaphylaktischer Schock) auf. Hier geht es um eine IgG-Reaktion (Gammaglobulin, kurz IgG), die sich weniger dramatisch zeigt, zum Beispiel in Form von Müdigkeit, Schlafstörungen, Heißhunger, Gewichtszunahme, Nichterfolgen einer Gewichtsabnahme trotz entsprechender Bemühungen, »benebeltem« Gehirn, Reizdarmsyndrom, Postnasal-Drip-Syndrom (Schleim läuft den Rachen hinunter), Problemen mit den Nebenhöhlen, Kopfschmerzen, Ekzemen, Psoriasis, Autoimmunschwäche, Depressionen oder des Prämenstruellen Syndrom (PMS).

Weglassen outet die Auslöser

Probleme verursachen häufig glutenhaltige Nahrungsmittel, Milchprodukte und Eier. Diese Nahrungsmittel werden daher in der dreiwöchigen Phase I vollkommen vom Speiseplan gestrichen. Es gibt zwar Tests, mit deren Hilfe sich herausfinden lässt, ob Sie auf diese oder auch andere Nahrungsmittel empfindlich reagieren. Doch wenn Sie Ihren Darm samt Immunsystem eine Zeitlang vor dieser Nahrung verschonen, merken Sie gleich am eigenen Leib, ob und in welchem Maße sie mit Ihren Gewichts- und Gesundheitsproblemen zusammenhängen.

Vielleicht sagen Sie jetzt: »Mit diesen Nahrungsmitteln hatte ich noch nie Schwierigkeiten, also brauche ich sie auch nicht wegzulassen.« Glauben Sie mir, damit springen Sie zu kurz. Die »Schwierigkeiten« verstecken sich manchmal sehr gut. Welche verblüffenden Veränderungen sich gerade durch dieses Ausschlussverfahren ergeben können, habe ich in den letzten 20 Jahren unzählige Male erlebt. Vertrauen Sie mir bitte nur ein paar wenige Wochen lang, dann setzt bei Ihnen garantiert ein

Sinneswandel ein. Sie werden erstaunt sein, wie viel besser Sie sich fühlen, wenn Sie allen Phasen des Megabolic-Ernährungsprogramms konsequent folgen. Daher bitte ich Sie auch, in der Vorbereitungswoche tatsächlich auf Zucker (inklusive anderer Süßungsmittel), gehärtete Fette, Halbfertig- und Fertigprodukte, Junkfood, Koffein und Alkohol zu verzichten. Ihr Körper dankt es Ihnen und Ihr Blickwinkel, was die »Unverträglichkeit« von Nahrungsmitteln betrifft, wird sich zweifellos weiten.

Wenn Sie in der Phase II, der Aufbauphase, glutenhaltige Nahrungsmittel, Milchprodukte und Eier wieder auf Ihren Speiseplan setzen, ohne dass sich irgendwelche negativen Reaktionen zeigen, umso besser. Darüber müssen Sie sich nicht mehr den Kopf zerbrechen. Schlägt die Nadel bedauerlicherweise in die andere Richtung aus, verbannen Sie das oder die Nahrungsmittel, auf das oder die Sie empfindlich reagieren, am besten vollständig aus Ihrer Küche. Falls Sie diese Nahrungsmittel trotzdem weiterhin verzehren wollen, verrät Ihr neues Ernährungswissen den Preis: weniger Wohlbefinden.

Eine vollwertige Nahrung, für die Sie in diesem Buch ideale Rezepte finden, trägt sehr viel zur Heilung des Leaky-Gut-Syndroms bei. Manche Fälle erfordern jedoch die zusätzliche Zufuhr von Ballaststoffen, Probiotika (gesunde Mikroorganismen wie gesundheitsfördernde Bakterien), speziellen Nährstoffen und Omega-3-Fettsäuren. Für diese Maßnahmen müssen Sie unbedingt die Hilfe eines Arztes oder eines anderen Fachmanns in Anspruch nehmen!

57

Sanft von einer Phase zur anderen

Nach der Vorbereitungswoche und der dreiwöchigen Entgiftungsphase sollten Sie nicht im Eilverfahren all die Nahrungsmittel, die Sie in Phase I weggelassen haben, wieder einführen. *Widerstehen Sie dieser Versuchung!*

Gehen Sie es langsam an. Denken Sie darüber nach, was Sie wirklich wollen. Sie können sich selber ausrechnen, was passiert, wenn Sie Ihren Körper plötzlich mit Nahrung, die Unverträglichkeitsreaktionen hervorruft, oder gar mit Zucker, Koffein und Alkohol überfrachten. Schließlich haben Sie ihm insgesamt vier Wochen lang das Wissen vermittelt, wie es sich ohne diese Art von Nahrung anfühlt. Nutzen Sie dieses Wissen und beobachten Sie, welche Antworten Ihr Körper Ihnen auf Veränderungen Ihres Speiseplanes gibt.

Denken Sie bitte daran, dass die Phase I dazu dient, Ihren Stoffwechsel ins Gleichgewicht zu bringen und Ihrem Körper einen Neustart in eine gesündere und schlankere Zukunft zu ermöglichen. Außerdem wollen Sie ja nun Sicherheit gewinnen, ob und auf welche Nahrungsmittel Sie tatsächlich allergisch reagieren. All diese Ziele, und nicht zu vergessen die quasi automatische Gewichtsabnahme, werfen Sie über Bord, wenn Sie die Geduld verlieren! Und letztlich waren dann die insgesamt vier Wochen, die Ihnen vielleicht an dem einen oder anderen Punkt gar nicht so leichtfielen, für die Katz.

Für den Übergang in die Phase II haben Sie zwei Möglichkeiten, die ich Ihnen gleichermaßen empfehlen kann:

► Sie fahren mit der Phase I fort, bis Sie Ihr angestrebtes Körpergewicht oder die gewünschten gesundheitlichen Verbesserungen erreicht haben (beides natürlich in einem realistischen Rahmen). Nach meinen Erfahrungen reichen in der Regel drei Monate, um den vollen Nutzen aus der Entgiftungsphase zu ziehen. Danach besteht auch eine Chance, dass Ihr Körper Nahrungsmittel, auf die Sie vorher empfindlich reagiert haben, toleriert. Wichtig dabei ist allerdings, dass Sie diese Nahrungsmittel nur gelegentlich verzehren, was bedeutet: alle vier, fünf Tage und in mäßigem Umfang. Für den Übergang in die Phase II gelten die nachfolgenden Leitlinien.

► Sie gehen nach der dreiwöchigen Entgiftungsphase gleich in die Aufbauphase über, ebenfalls unter Beachtung der Leitlinien.

Leitlinien für den Übergang von der Entgiftungs- zur Aufbauphase

Ganz gleich, ob Sie nach insgesamt vier Wochen oder zu einem späteren Zeitpunkt von Phase I in die Phase II wechseln, der Übergang sollte immer systematisch erfolgen. Dafür gebe ich Ihnen nachfolgend einige wichtige Leitlinien an die Hand.

Verfahren Sie nicht nach dem Motto »alles oder nichts«

Der Einstieg in die Aufbauphase bedeutet nicht, dass Sie alle Gerichte der Entgiftungsphase beiseiteschieben. Ganz im Gegenteil. Wie schon erwähnt, brauchen Sie auf nichts, was Ihnen in

EINE WICHTIGE WARNUNG

Ganz gleich, wie wohl Sie sich nach Beendigung der Entgiftungsphase fühlen, das kann sich drastisch ändern, wenn Sie sofort wieder zu alten Essgewohnheiten zurückkehren. Warum?

Die Antwort ist einfach: Die allergischen Reaktionen können in einer *erheblich* stärkeren Ausprägung auftreten als jemals zuvor.

Allergische Reaktionen entstehen, wenn ein Antikörper (Immunglobuline) sich an ein Antigen bindet (Antigene sind artfremde Stoffe, häufig Proteine, gegen die das Immunsystem Abwehrmechanismen in Gang setzt). Wenn Sie die Nahrung, die allergische Reaktionen auslöst, weglassen, fehlen den Antikörpern die Antigene zum Andocken und damit entfallen die Reaktionen.

Durch das Weglassen der problematischen Nahrung können Sie die Antigene schnell loswerden. Leider dauert es Monate, bis der Körper die entsprechenden Antikörper beseitigt hat. Wenn Sie nun nach Beendigung der Entgiftungsphase zum Beispiel ein großes Stück Käse verzehren, stürzen sich die im Blut schwimmenden Antikörper vehement auf die fremden Proteine (Antigene), was zu plötzlichen höchst dramatischen allergischen Reaktionen führen kann.

Wahrscheinlich verstehen Sie nun noch etwas besser, welche Kraft Nahrung besitzt – sie kann Sie in den Himmel des Wohlbefindens, aber auch in die Hölle schicken. Damit Ihnen eine höllisch unangenehme Erfahrung erspart bleibt, beachten Sie bitte unbedingt die nachfolgenden Leitlinien und den »Fahrplan« für den Übergang von der Entgiftungs- zur Aufbauphase.

dieser Phase geschmeckt hat, zu verzichten. Sie können sämtliche Phase-I-Rezepte in Ihren Speiseplan integrieren. Ich rate Ihnen sogar: für alle Zeiten, weil diese Gerichte den unschätzbaren Vorteil haben, dass sie weder Ihren Stoffwechsel noch Ihre Gesundheit beeinträchtigen.

Führen Sie ein Ernährungstagebuch

Machen Sie sich bitte die Mühe und führen Sie ein Ernährungstagebuch. Schreiben Sie alles hinein, was passiert, wenn Sie ein Nahrungsmittel wieder einführen (der Fahrplan für die schrittweise Einführung folgt gleich). Solch eine schriftliche Dokumentation führt Ihnen die Zusammenhänge zwischen Nahrung, Wohlbefinden und Körpergewicht wesentlich anschaulicher und aufschlussreicher vor Augen als nur die gedankliche Erinnerung. Außerdem fällt Ihnen die Feinabstimmung Ihres längerfristigen Speiseplans viel leichter, wenn Sie nachlesen können, was Ihnen persönlich gut, weniger gut oder gar nicht bekommt.

Schreiben Sie nicht nur täglich auf, was Sie gegessen und getrunken haben, sondern auch, wie Sie sich seelisch und körperlich fühlen. Notieren Sie Ihr Körpergewicht (und auch Ihr Pensum an körperlicher Bewegung, das ein fester Bestandteil Ihrer neuen, gesünderen Lebensweise sein sollte). Durch das Tagebuch beschäftigen Sie sich intensiv mit sich selbst. Ihr neues Verhältnis zur Nahrung geht Ihnen so schneller in Fleisch und Blut über.

Beobachten Sie Ihren Körper

Nach dem Verzehr von zuvor weggelassenen Nahrungsmitteln können die allergischen Reaktionen innerhalb von ein paar Minuten, aber auch im Verlauf von 72 Stunden eintreten. Zu den Reaktionen zählen: Müdigkeit, »benebeltes« Gehirn, Stimmungsschwankungen, Postnasal-Drip-Syndrom (Schleim läuft den Rachen hinunter), Kopfschmerzen, Schlafstörungen, Veränderungen der Haut wie Ausschlag oder Akne, Gelenk- und Muskelschmerzen, Probleme mit den Nebenhöhlen, Wasseransammlungen und selbstverständlich auch die ganze Bandbreite der Verdauungsstörungen wie Blähungen, Verstopfung, Durchfall, Sodbrennen usw. sowie Gewichtszunahme oder ein Stopp bei der Gewichtsabnahme. Notieren Sie alle Details in Ihrem Ernährungstagebuch.

Fahrplan für die Einführung ausgeschlossener Nahrungsmittel

Glutenhaltige Nahrungsmittel, Milchprodukte und Eier sind die Hauptnahrungsmittel, die ich für die Entgiftungsphase ausgeschlossen habe. Sie sind die häufigsten Auslöser von allergischen Reaktionen. Aus verschiedenen Gründen – wie hoher Zuckergehalt, Allergiepotenzial oder hoher Gehalt an gesättigten Fettsäuren – habe ich darüber hinaus noch andere Nahrungsmittel ausgeschlossen: Essig außer Reisweinessig, Honig, Agavendicksaft, Fruchtsaft, Trockenfrüchte und Hühnerfleisch (bis auf Hühnerbrust).

Wie gesagt, wird ein stattlicher Teil der in der Entgiftungsphase ausgeschlossenen Nahrungsmittel wieder eingeführt. Um den Übergang sanft zu gestalten, legen Sie Ihr Augenmerk auf folgende »Goldenen Leitlinien«:

Reihenfolge, in der Sie die ausgeschlossenen Nahrungsmittel einführen sollten

▶ Eier

▶ Glutenhaltige Nahrungsmittel; Gluten ist zum Beispiel enthalten in Weizen, Roggen, Gerste, Hafer, Dinkel, Kamut.

▶ Milchprodukte, also Milch, Käse, Butter, Kuhmilchjoghurt

▶ Alkohol – nicht mehr als drei Gläser pro Woche, am besten Rotwein

Was Sie beim Wiedereinführen von Nahrungsmitteln beachten sollten

▶ Auf der sicheren Seite bewegen Sie sich, wenn Sie die drei Hauptauslöser von allergischen Reaktionen – Eier, glutenhaltige Nahrungsmittel und Milchprodukte – erst in der zweiten Hälfte der Aufbauphase einführen. Bei allen Rezepten ist gleich zu Beginn vermerkt, wenn sie *nicht* in dem Gericht enthalten sind. Die Anmerkungen lauten: glutenfrei, ohne Milchprodukte, eifrei.

▶ Beachten Sie die nachfolgenden Empfehlungen, welche Nahrungsmittel Sie in der ersten Hälfte der Aufbauphase bevorzugen und welche Sie noch meiden sollten.

▶ Führen Sie die Nahrungsmittel nacheinander ein, das gilt ganz besonders für die »Hauptauslöser«.

▶ Lassen Sie sich jeweils etwa drei Tage Zeit, um die Reaktionen Ihres Körpers zu beobachten (Tagebucheinträge nicht vergessen).

▶ Das Nahrungsmittel (oder die Nahrungsmittelgruppe), das allergische Reaktionen verursacht hat, lassen Sie 90 Tage lang weg und führen es dann wieder ein – mit der bereits erwähnten Beschränkung, es nur alle vier, fünf Tage zu verzehren.

▶ Scheitert der zweite Wiedereinführungsversuch, bleibt nur der gänzliche oder sehr langfristige Verzicht, wenn Sie nicht andauernd unter den entsprechenden Symptomen leiden wollen.

▶ Halten Sie sich bitte an die nachfolgenden Empfehlungen »Was Sie möglichst auf Dauer vermeiden sollten«.

Was Sie möglichst auf Dauer meiden sollten

Die nachfolgenden Produkte beziehungsweise Inhaltsstoffe sollten Sie möglichst vollkommen von Ihrem Speiseplan streichen, auf jeden Fall aber während der Entgiftungs- und Aufbauphase.

▸ Nahrungsmittel aus raffinierten (stark bearbeiteten) Mehlsorten, zum Beispiel weißes Brot, Brötchen aller Art und Pasta, aber auch Pizza- oder Wrap-Teig.

▸ Zucker und Nahrungsmittel mit hohem Zuckeranteil, zum Beispiel Bonbons, Kekse und anderes Gebäck, aber auch gezuckertes Müsli und gesüßte Getränke.

▸ Maissirup (auch Stärkesirup, Isoglucose, Corn Sirup oder Maiszucker genannt) ist ein Süßungsmittel mit einem sehr hohen Fruktoseanteil, das zum Beispiel häufig Softdrinks zugesetzt wird.

▸ Künstlich hergestellte Süßstoffe wie Aspartam (E 951), Saccharin (E 954), Acesulfam K (E 950) und Sucralose (E 955).

▸ Zuckeralkohole beziehungsweise Polyalkohole wie die Zuckeraustauschstoffe Sorbit (E 420, Synonyme: Sorbitol und Glucitol), Mannit (E 421, Synonym: Mannitol), Maltit (E 965), Laktit (E 966) oder Xylit (E 967, Synonym: Xylitol).

▸ Künstliche Farbstoffe.

▸ Gehärtete und teilweise gehärtete Fette.

▸ Raps- und Erdnussöl.

▸ Synthetische Fettersatzstoffe (sind im deutschsprachigen Raum noch nicht so weit verbreitet, eines der bekanntesten Produkte ist Olestra®).

▸ Gesundheitlich bedenkliche Zusatzstoffe wie Kaliumbromat, Propylgallat (E 310), Natriumnitrit (E 250) Natriumnitrat (E 251).

▶ Koffeinhaltige Getränke (Kaffee, Tee, Cola-Getränke usw.) und sogenannte Energydrinks.

Hinweis: Ausführliche Informationen über die Lebensmittelzusatzstoffe bietet die Liste der E-Nummern, in der alle EU-weit zugelassenen Zusatzstoffe aufgeführt und erklärt sind (siehe »Weiterführende Literatur«, und »Weiterführende Websites«, Seite 275).

Nahrungsmitteltipps für die erste Hälfte der Aufbauphase

Schauen Sie sich in den ersten Wochen der Aufbauphase die Rezepte noch etwas genauer an. Um den Übergang von Phase I zu Phase II sanft zu gestalten, wählen Sie Gerichte, die als glutenfrei, ohne Milchprodukte, eifrei vermerkt sind. Greifen Sie ganz nach Belieben auf die Rezepte der Entgiftungsphase zurück.

Nahrungsmittel, die Sie in der ersten Hälfte der Aufbauphase bevorzugen sollten

▶ Frisches Obst, ausgenommen Zitrusfrüchte, Ananas und Trockenfrüchte

▶ Rohes und schonend gegartes Gemüse aller Art (darunter Artischocken), Blattsalate, Avocados, Oliven

▶ Glutenfreies Getreide wie Quinoa, Buchweizen und Hirse

▶ Hülsenfrüchte und Naturreis

▶ Kalt gepresstes Speiseöl aus Nüssen und Samen, zusätzlich zum nativen Olivenöl extra (außer Raps- und Erdnussöl)

- Kräuter und Gewürze wie Rosmarin, Koriandergrün, Knoblauch, Ingwer, Kurkuma oder Currypulver
- Fleisch wie Lamm- und Rindfleisch

Nahrungsmittel, die Sie in der ersten Hälfte der Aufbauphase noch meiden sollten

- Eier
- Glutenhaltige Nahrungsmittel (Weizen, Roggen, Gerste, Hafer, Dinkel, Kamut)
- Milchprodukte (Milch, Käse, Butter, Kuhmilchjoghurt)
- Zucker in jeder Form, inklusive Haushaltszucker, Honig, Ahorn- oder Maissirup
- Alkohol

Nicht vergessen!

In der zweiten Hälfte der Aufbauphase können Sie die ganze Bandbreite der Rezepte nutzen, um Ihren Speiseplan zusammenzustellen. Beachten Sie dabei jedoch die »Goldenen Leitlinien«, damit sich Ihr Körper samt Stoffwechsel möglichst ohne Turbulenzen an Ihre neue Ernährungsweise gewöhnen kann. Lassen Sie es sich schmecken, und kehren Sie möglichst nie wieder zu Ihren alten Essgewohnheiten zurück. Nehmen Sie das Megabolic-Ernährungsprogramm beim Wort: Es ist eine Ernährungsweise, die Ihnen ein Leben lang zu mehr Gesundheit und einem gesunden Körpergewicht verhilft.

Für einen guten Start:
Einkaufs- und Küchentipps

Gesundes einkaufen

Wenn Sie eine Bergwanderung unternehmen, tragen Sie (hoffentlich) geeignete Schuhe und eine Kleidung, die Sie gegen Wind und Wetter schützt. Auch eine Wanderkarte gehört ins Gepäck. Ähnlich verhält es sich auf Ihrer jetzigen Reise zu Ihrem optimalen Stoffwechsel und einer schlankeren Figur. Die Wanderkarte steuere ich in Form von detaillierten Anleitungen und ausführlichen Informationen bei, für die Ausrüstung und Ausführung sind Sie zuständig. Fangen wir beim Einkaufen an.

Was Ihnen die Etiketten auf den Lebensmitteln verraten

Einfach wäre es, wenn ich Ihnen den schlichten Rat geben könnte: »Kaufen Sie nichts mit einem Etikett.« Doch auch vollwertige Nahrung kommt in allen möglichen Verpackungen in den Handel, wie Sie in jedem Bioladen oder in den Biokost-Abteilungen von Supermärkten sehen können. Und manches Vollwertige versteckt sich in den ganz normalen Regalen, zum Beispiel Dosentomaten ohne Zusatzstoffe. Der Blick auf die Etiketten der Lebensmittel bleibt Ihnen also nicht erspart, um sicherzugehen, dass Sie in Ihrem Alltagstrubel nicht jene Nahrungsmittel in den Einkaufskorb packen, die den Zielen des

Megabolic-Ernährungsprogramms entgegenstehen. Als Hilfe-
stellung gebe ich Ihnen zunächst einige allgemeine Tipps und
daran anschließend einen Überblick, welche Stoffe Sie unbedingt aus Ihrer Küche verbannen sollten.

Bunte Bilder: Hinter den Verpackungen von Nahrungsmitteln
stehen ausgeklügelte Marketingstrategien. Die Abbildungen
sollen Sie optisch und emotional dazu verführen, ohne lange
nachzudenken, das Produkt zu kaufen. Lassen Sie sich davon
nicht beeinflussen, sondern schauen Sie sich erst einmal die
Zutatenliste an.

Die Zutatenliste: Diese Listen haben eine »Rangordnung«. Die
Hauptzutat steht am Anfang der Liste, dann folgen die anderen
Zutaten in absteigender Folge, ganz zum Schluss findet sich die
Zutat mit der kleinsten Menge. Für Sie gilt als Faustregel: Je wei-
ter oben Zucker und Natrium (Salz) steht, desto weniger ist das
Produkt für Sie geeignet.

»Problematische« Stoffe: Wenn sich herausgestellt hat, dass Sie
auf irgendetwas allergisch reagieren (Gluten, Erdnüsse usw.),
muss der genau prüfende Blick auf die Inhaltsstoffe zur Rou-
tine werden.

Zusatzstoffe: In dem untenstehenden Überblick finden Sie Lebensmittelzusatzstoffe, die auf keinen Fall auf Ihrem Teller lan-
den sollten. Ist eine Zutatenliste mit für Sie unverständlichen
Begriffen überfrachtet, heißt es: stehen lassen.

Informieren: Bei der Fülle der gesetzlich erlaubten Lebensmittel-zusatzstoffe, kann man wirklich nicht alles kennen. Was harmlos wirkt, kann Ihnen schaden, was Ihnen völlig schleierhaft vorkommt, kann unbedenklich sein. Nutzen Sie die seriösen Informationsquellen, die Ihnen heutzutage zu Verfügung stehen, seien es Broschüren von Krankenkassen, Ernährungsberatungsstellen oder das Internet.

Funktionelle Lebensmittel: Darunter versteht man Nahrungsmittel, die Zusätze enthalten, die eine bestimmte gesundheitliche Wirkung ausüben sollen. Eines der bekanntesten Beispiele dafür sind Joghurts mit aktiven Bakterienkulturen (Probiotika), die einen günstigen Einfluss auf den Stoffwechsel haben. Auch die Anreicherung mit Vitaminen oder Kalzium wird als zusätzlicher Gesundheitsnutzen proklamiert. In manchen Fällen mögen diese Zusätze ihren Zweck mehr oder weniger erfüllen. Doch was nützt Ihnen das Ganze, wenn Sie auf der Zutatenliste Zucker oder einen anderen »problematischen« Stoff entdecken? Mit vollwertiger Nahrung fahren Sie besser!

Konserven: Bei allem Appell für frische Kost, finden Sie in den Rezepten auch Dosenware, die sich allerdings weitgehend auf Hülsenfrüchte und Tomaten beschränkt. Auch hier ist der Blick auf die Zutatenliste unerlässlich. Zucker sollte nicht daraufstehen und Salz sollte so wenig wie möglich darin enthalten sein. Details, die sich auf Inhaltsstoffe von Würzmitteln, wie zum Beispiel Sojasauce, beziehen, finden Sie im Glossar am Ende des Buches. Außerdem geben auch die Zutatenlisten der Kochrezepte Auskunft, welches Produkt idealerweise verwendet werden sollte.

Was Sie aus Ihrer Küche und Ihrem Einkaufskorb verbannen sollten

Lesen Sie die Zutatenliste der Nahrungsmittel und verbannen Sie alles, was Folgendes enthält aus Ihrer Küche und Ihrem Einkaufskorb – am besten für immer:

▶ Gehärtete und teilweise gehärtete Fette (Transfette).

▶ Süßstoffe wie Aspartam (E 951), Saccharin (E 954), Acesulfam K (E 950) und Sucralose (E 955).

▶ Zuckeralkohole beziehungsweise Polyalkohole wie die Zuckeraustauschstoffe Sorbit (E 420; Synonyme: Sorbitol und Glucitol), Mannit (E 421, Synonym: Mannitol), Maltit (E 965), Laktit (E 966) oder Xylit (E 967, Synonym: Xylitol).

▶ Künstliche Farbstoffe. Einen guten Hinweis bilden die Aufschriften »gefärbt« oder »mit Farbstoff«, die auf Lebensmitteln mit deklarationspflichtigen Farbstoffen stehen müssen.

▶ Konservierungsstoffe. Die Verwendung muss mit namentlicher Nennung auf der Verpackung deklariert werden (»Mit Konservierungsstoff ...«).

▶ Geschmacksverstärker wie Glutamate, die in Brühwürzen, Fertigsuppen und anderen Fertiggerichten häufig zu finden sind.

▶ Synthetische Antioxidantien wie Propyllgalat (E 310), das zum Beispiel bei Knabbererzeugnissen auf Getreidebasis oder verzehrfertigen Kartoffelerzeugnissen (in trockener Form) zugelassen ist.

▶ Schwefeldioxid und Sulfite, die als Konservierungsstoff in Wein, Trockenfrüchten oder Pommes frites enthalten sind und bei manchen Menschen Kopfschmerzen oder allergische Reaktionen hervorrufen.

Kaufen Sie vollwertig

Das Megabolic-Ernährungsprogramm basiert auf vollwertiger Nahrung. Das bedeutet, eine Nahrung, die so frisch wie möglich von ihrem Ursprung kommt und so wenig wie nur möglich einem Bearbeitungsprozess unterzogen wurde. Außerdem sollte sie die notwendige Menge jener Nährstoffe enthalten, die Ihren Stoffwechsel im Gleichgewicht und in Schwung halten. Ein kleiner konkreter Überblick mit plakativen Beispielen und einige zusätzliche Anmerkungen sollen Ihnen dies noch einmal verdeutlichen.

Das ist vollwertige Nahrung
Ballaststoffreiche Nahrungsmittel
Hülsenfrüchte
Vollkorngetreide
Gemüse
Obst
Nüsse
Samen

Nahrungsmittel mit hochwertigen Proteinen
Hülsenfrüchte

Naturbelassene Sojaprodukte wie Tofu, Edamame (junge, grüne Sojabohnen) und Tempeh

Nüsse

Eier

Fisch

Mageres Fleisch von Lamm, Rind und Schwein

Geflügel (bevorzugt ohne Haut)

Nahrungsmittel mit gesunden Fetten
Fischöl

Natives Olivenöl extra, Walnuss-, Traubenkern-, Kokos- und Leinsamenöl

Avocado

Nüsse

Samen

Nussmus (wie Mandel- und Cashewmus)

Nahrungsmittel mit gesunden Kohlenhydraten
Gemüse

Obst

Hülsenfrüchte

Vollkorngetreide

Setzen Sie die Top 20 auf Ihre Einkaufsliste
Die Wissenschaftler lernen ständig mehr über die Aktivitäten von Antioxidantien in Nahrungsmitteln. In einem speziellen

Verfahren messen sie ORAC (Oxygen Radical Absorbance Capacity), die Fähigkeit eines Nahrungsmittels, freie Radikale zu absorbieren (sie zu neutralisieren beziehungsweise zu entschärfen). Das Ergebnis der Messung ergibt den ORAC-Wert (auch ORAC-Einheit genannt). Je höher dieser Wert ist, desto besser schützt das Nahrungsmittel vor den schädlichen Auswirkungen der freien Radikale. An den Top 20 der sogenannten ORAC-Nahrungsmittel finden Sie bestimmt Geschmack – es lohnt sich, sie als Dauerposten auf Ihren Einkaufszettel zu setzen. Durch die kontinuierlich weiter betriebenen Messungen rücken möglicherweise mit der Zeit andere Nahrungsmittel auf die ersten Plätze, doch inzwischen können Sie Ihren Gaumen mit folgenden »Radikalfängern« kitzeln:

1. wild wachsende Blaubeeren/Heidelbeeren
2. Kidneybohnen
3. Pintobohnen
4. kultivierte Blaubeeren/Heidelbeeren
5. Cranberrys
6. Artischocken (gekocht)
7. Brombeeren
8. Trockenpflaumen
9. Himbeeren
10. Erdbeeren
11. Spinat
12. rote Weintrauben

13. Granatapfel

14. Apfelsorte: rote Delicious

15. Apfelsorte: Granny Smith

16. Pekannüsse

17. Süßkirschen

18. Pflaumen (Zwetschgen)

19. schwarze Bohnen

20. Apfelsorte: Gala

Nach Möglichkeit Biokost

Dass ich Ihnen empfehle, nach Möglichkeit Bioprodukte zu verwenden liegt nahe. Obst und Gemüse, die während ihres Wachstums weder mit Pestiziden noch Herbiziden in Berührung kamen, sind gesünder. Auch Fleisch, das weder mit Hormonen noch Medikamenten »beladen« ist, eignet sich für eine gesunde Ernährung besser als die Produkte der konventionellen Viehzucht. Natürlich gibt es eine Menge Menschen, die nicht ihren gesamten Speiseplan mit Biokost bestreiten können. Alle aber können auf die Inhaltsstoffe von Nahrungsmitteln achten. Qualität muss nicht zwangsläufig mehr kosten, insbesondere wenn es um die Frische von Obst und Gemüse geht. Wenn irgend möglich, suchen Sie sich Einkaufsquellen, wo die frische Kost auf dem kürzesten Weg im Laden landet. Auch auf Wochenmärkten kommen »schlaffe Blätter« eher selten vor. Und kaufen Sie überwiegend Obst und Gemüse, das gerade Saison hat, auch das ist eine Art Frische- und Nährwertgarantie.

GESUNDES TRINKWASSER

Die Trinkwasserverordnung gewährleistet die Sicherheit des Trinkwassers bis zum Hausanschluss. Aus verschiedenen Gründen lohnt es sich, ein Wasserreinigungssystem, zum Beispiel eine Osmoseumkehranlage, im eigenen Haus oder Haushalt zu installieren. Neutrale Auskunft über die Trinkwasserqualität in Ihrer Region bekommen Sie bei Verbraucherverbänden oder Umweltschutzorganisationen. Über die detaillierten Wasserwerte informiert Sie Ihr örtliches Wasserversorgungsunternehmen.

Kaufen Sie Mineralwasser, sollten Sie Flaschen aus Glas oder Hartplastik bevorzugen. Weichplastikflaschen können giftige Stoffe, wie Bisphenol oder Phthalate, abgeben, die in Verdacht stehen, Hormonstörungen und Unfruchtbarkeit hervorzurufen.

Achten Sie auch bei Fisch und Meeresfrüchten auf eine gute Qualität. Ein stattlicher Teil dieser Meeresbewohner wird inzwischen auf Fischfarmen gezüchtet, daher rate ich Ihnen, auch hier Biokost zu kaufen, das heißt, Fisch und Meeresfrüchte, die aus einer kontrolliert-zertifizierten ökologischen Aquakultur stammen (die Ware ist gekennzeichnet, wenn auch noch nicht einheitlich). Biofisch gibt es nicht nur in Bioläden, sondern auch im Fischfachhandel und in guten Supermärkten. Die ökologischen Richtlinien sichern größtmögliche Schadstofffreiheit. Eine gute Informationsquelle ist die EFSA (Europäische Behörde für Lebensmittelsicherheit), die zum Beispiel auch über die Quecksilberbelastung von Fisch informiert (siehe »Weiterführende Websites«, Seite 275).

Rüsten Sie Ihre Küche auf

Wahrscheinlich haben Sie in Ihrer Küche alles, was der Mensch für das Zubereiten seiner Mahlzeiten braucht. Dennoch liste ich Ihnen gewissermaßen vorsichtshalber die Küchenutensilien auf, die sich für die Durchführung des Megabolic-Ernährungsprogramms bewährt haben. Mit einer praktikabeln, hochwertigen Ausrüstung geht nicht nur das Zubereiten leichter von der Hand, sondern sie hat auch etwas mit Ihrer Gesundheit zu tun, zum Beispiel in Form von nährstoffschonendem Kochen.

Haken Sie in der Liste einfach ab, was Sie bereits besitzen. Bei den fehlenden Utensilien können Sie ja überlegen, ob Sie sich irgendwie behelfen können oder ob eine Anschaffung die bessere Lösung darstellt.

Ich empfehle Ihnen folgende Küchenutensilien:
1 Satz hochwertige, scharfe bzw. gut zu schärfende Messer (Küchenmesser, Fleischmesser usw.)
2 größere Schneidebretter aus Holz, eines für tierische Produkte, ein anderes für Gemüse und Obst
2 antihaftbeschichtete Pfannen, 20 cm und 30 cm Durchmesser (Keine Billigpfannen, sondern eine *sehr* hochwertige Qualität!)

1 großer Suppentopf (6 bis 10 Liter) mit Deckel
1 kleiner Topf (1 Liter) mit Deckel
1 mittelgroßer Topf (2 bis 3 Liter) mit Deckel
1 antihaftbeschichtete Grillplatte bzw. Grillpfanne (28 × 28 cm)
2 Auflaufformen in unterschiedlicher Größe
1 Kuchenblech
2 Backbleche mit hohem Rand
Küchenmaschine
Mixer
Stabmixer
Kaffeemühle (zum Mahlen von Leinsamen)
Dosenöffner
Bratenthermometer
Schneebesen
Küchenzange
Fischwender
Pfannenwender
Messbecher
Schöpfkelle
Zitruspresse
Knoblauchpresse
Gemüsehobel
feine Reibe
Mörser
Pergamentpapier (Backpapier)

TIPPS ZU DEN REZEPTEN

Mit der Schöpfkelle oder dem Messbecher lassen sich bei vielen Gerichten die Portionen schnell abmessen, manchmal geht das Abwiegen rascher. Bei vielen Gerichten hilft auch einfach das Augenmaß. Auf ein paar Salatblätter oder Reiskörner mehr oder weniger kommt es im Endeffekt nicht an.

Ein sehr nützliches Utensil fürs Portionieren und beim Umgang mit den Portionsangaben ist eine Schöpfkelle, die einen Achtelliter fasst. Probieren Sie einfach Ihre Schöpfkellen aus. In der Regel passt die Suppenkelle genau.

Die Angaben der Nährwerte bei jedem Rezept sind die beim Entwickeln der Rezepte ermittelten Werte; sie dienen *nicht* dazu, Kalorie für Kalorie zu zählen oder den Fettgehalt milligrammgenau zu kontrollieren. Vielmehr sollen diese Angaben Ihnen das Gespür vermitteln, welche Inhaltsstoffe in einer ausgewogenen, gesunden Mahlzeit stecken, sodass Sie über einen Leitfaden für die eigenständige Gestaltung Ihres Speiseplanes verfügen. Je nach individueller Auswahl der Produkte (Obst, Gemüse usw.) sind naturgemäß Abweichungen möglich. Dies spielt jedoch keine Rolle, solange die angegebenen Mengen der Zutaten nicht deutlich überschritten werden.

100 Rezepte für mehr Gesundheit und weniger Körpergewicht

Phase 1

Vorspeisen und Snacks

Guacamole

Phase 1: Entgiftung
glutenfrei
ohne Milchprodukte
eifrei
vegetarisch
schnell

10 Portionen
Portion: 4 Esslöffel
Ergibt: 600 ml
Zubereitungszeit: 20 Minuten

Diesen Dip mag (fast) jeder. Wenn Sie eine intensive Schärfe bevorzugen, erhöhen Sie einfach die Chilischoten-Menge. Die traditionelle Würze bringen frische Jalapeños mit sich; Sie können aber auch andere pikant-scharfe Chilisorten verwenden. Guacamole schmeckt gut zu rohem Gemüse (in Scheiben oder Stifte geschnitten) und zu gegrilltem Fisch oder Hühnerfleisch.

2 große Avocados (ca. 500 g), halbiert, entsteint,
   geschält und in 8 mm große Würfel geschnitten
1 mittelgroße rote Zwiebel, geschält und fein gewürfelt

2 mittelgroße Tomaten,
  klein gewürfelt
5 TL fein gehacktes Koriandergrün
1 TL fein zerkleinerte mittelscharfe Chilischoten
  (ideal: Jalapeños)
½ TL naturreines Salz
1 TL frisch gepresster Limettensaft

Alle Zutaten in eine mittelgroße Schüssel geben und behutsam mischen, damit der Dip seine bröckelige Konsistenz behält.

Nährwerte pro Portion: Brennwert 68 Kalorien; Fett 5 g (gesättigte Fette 0,7 g), Cholesterin 0 mg, Ballaststoffe 3 g, Proteine (Eiweiß) 1 g, Kohlenhydrate 5 g, Natrium 144 mg

Hummus

Phase 1: Entgiftung	10 Portionen
glutenfrei	Portion: 4 Esslöffel
ohne Milchprodukte	Ergibt: 600 ml
eifrei	Zubereitungszeit: 20 Minuten
vegetarisch	
schnell	

Dieser Dip enthält Knoblauch und Zitrone, deren Geschmack noch besser zur Geltung kommt, wenn Sie beim Servieren noch ein paar Tropfen Olivenöl darüberträufeln. Verzehren Sie den Dip mit rohem Gemüse (in Scheiben oder Stifte geschnitten). Hummus eignet sich

auch gut für ein Vorspeisenbuffet. Mit selbst gekochten Kichererbsen lässt sich der Hummus natürlich auch zubereiten.

360 g abgetropfte Kichererbsen aus der Dose,
   (Flüssigkeit auffangen), abgespült
5 EL natives Olivenöl extra
4 EL Tahini (Sesampaste)
4 EL frisch gepresster Zitronensaft
4 mittelgroße Knoblauchzehen, geschält
½ TL naturreines Salz
¼ TL schwarzer Pfeffer aus der Mühle
1 Prise Cayennepfeffer
natives Olivenöl extra zum Beträufeln (nach Belieben)

Von der Flüssigkeit aus der Dose einen knappen Viertelliter in den Mixer geben. Die Kichererbsen mit den restlichen Zutaten – außer dem Olivenöl zum Beträufeln – hinzufügen. Das Ganze in Intervallen mixen, bis die Masse glatt ist. Falls sie zu trocken ist, noch 1 bis 2 Esslöffel (bei Bedarf auch mehr) von der Flüssigkeit zugeben, bis sie die persönlich bevorzugte Konsistenz erreicht hat.

Den Hummus kurz vor dem Servieren mit ein paar Tröpfchen Olivenöl beträufeln.

Nährwerte pro Portion: Brennwert 213 Kalorien; Fett 17 g (gesättigte Fette 2,2 g), Cholesterin 0 mg, Ballaststoffe 4 g, Proteine (Eiweiß) 5 g, Kohlenhydrate 12 g, Natrium 213 mg

Dip aus gerösteten Paprikaschoten

Phase 1: Entgiftung	8 Portionen
glutenfrei	Portion: 2 Esslöffel
ohne Milchprodukte	Ergibt: ¼ l
eifrei	Zubereitungszeit: 15 Minuten
vegetarisch	
schnell	

Knoblauch, Kräuter und sonnengetrocknete Tomaten intensivieren das Röstaroma der gerösteten Paprikaschoten. Mit frischem, rohem Gemüse, insbesondere Fenchelstücken, lässt sich der Ballaststoffanteil der Mahlzeit erhöhen. Sie können den Dip auch als köstliche Sauce zu gegrilltem Fisch oder Hühnerfleisch servieren.

10 große Basilikumblätter
2 Stängel glatte Petersilie,
    grob zerkleinert
1 mittelgroße Knoblauchzehe, geschält und
    grob zerkleinert
2 Portionen geröstete rote Paprikaschoten
    (siehe Rezept Seite 163)
90 g in Salzlake eingelegte Oliven
    (ideal: Kalamata- oder Gaeta-Oliven),
    entsteint und klein gewürfelt
4 EL natives Olivenöl extra
2 in Öl eingelegte sonnengetrocknete Tomaten,
    abgetropft
2 TL frisch gepresster Zitronensaft

¼ TL naturreines Salz

½ TL schwarzer Pfeffer aus der Mühle

1 Prise grob gemahlene Chiliflocken

Basilikum, Petersilie und Knoblauch in den Mixer geben und fein zerkleinern. Die restlichen Zutaten hinzufügen und mixen, bis die Masse glatt ist.

Nährwerte pro Portion: Brennwert 86 Kalorien; Fett 8 g (gesättigte Fette 1,2 g), Cholesterin 0 mg, Ballaststoffe 1 g, Proteine (Eiweiß) 1 g, Kohlenhydrate 3 g, Natrium 140 mg

Rosmarin-Bohnen-Dip mit Paprika- und Fenchelsticks

Phase 1: Entgiftung

glutenfrei

ohne Milchprodukte

eifrei

vegetarisch

schnell

5 Portionen

Portion: 4 Esslöffel

Ergibt: 300 ml

Zubereitungszeit: 25 Minuten

Dieser Dip ist schnell zubereitet. Beträufeln Sie ihn kurz vor dem Servieren mit ein paar Tropfen Olivenöl, um den Geschmack zu intensivieren. Die rote Paprika- und die weißen Fenchelstreifen bilden eine schmackhafte, farblich hübsche Beilage.

1 Dose Dicke weiße Bohnen, abgegossen,
   abgespült und abgetropft

5 EL natives Olivenöl extra

2 mittelgroße Knoblauchzehen,
  geschält und fein zerkleinert

1 TL gehackte Rosmarinnadeln

¼ TL naturreines Salz

¾ TL schwarzer Pfeffer aus der Mühle

2 mittelgroße rote Paprikaschoten,
  entkernt und in feine Streifen geschnitten

1 mittelgroße Knolle Fenchel,
  in feine Streifen geschnitten

Olivenöl zum Beträufeln

Bohnen, Olivenöl, Knoblauch, Rosmarin, Salz und Pfeffer in den Mixer geben und in Intervallen mixen, bis die Masse glatt ist.

Zum Servieren den Dip mit ein paar Tropfen Olivenöl beträufeln. Die Paprika- und Fenchelstreifen dazu reichen.

Nährwerte pro Portion: Brennwert 202 Kalorien; Fett 14 g (gesättigte Fette 2 g), Cholesterin 0 mg, Ballaststoffe 6 g, Proteine (Eiweiß) 5 g, Kohlenhydrate 18 g, Natrium 450 mg

Grüne-Oliven-Tapenade

Phase 1: Entgiftung

glutenfrei

ohne Milchprodukte

eifrei

vegetarisch

schnell

6 Portionen

Portion: 2 Esslöffel

Ergibt: 180 ml

Zubereitungszeit: 10 Minuten

Die Olivenpaste (Tapenade) – von der südfranzösischen Küche inspiriert – wird Olivenfans begeistern. Als Dip oder Aufstrich mit frischem, rohem Gemüse serviert, ist sie ein perfektes Horsd'œuvre. Für die Zubereitung eignen sich die Picholine-Oliven mit ihrem frischen Aroma besonders gut.

- 160 g entsteinte grüne Oliven (in Wasser eingelegt)
- 2 mittelgroße Knoblauchzehen, geschält und grob zerkleinert
- 5 EL natives Olivenöl extra
- 2 EL ungesalzene gehackte Mandeln
- 1 EL abgetropfte Kapern
- 1½ EL frisch gepresster Zitronensaft
- 1 Prise naturreines Salz
- 1 Prise schwarzer Pfeffer aus der Mühle
- 1 kleine Prise Cayennepfeffer

Alle Zutaten in den Mixer geben und in Intervallen mixen, bis die Masse glatt ist.

Nährwerte pro Portion: Brennwert 147 Kalorien; Fett 15 g (gesättigte Fette 2,0 g), Cholesterin 0 mg, Ballaststoffe 0 g, Proteine (Eiweiß) 1 g, Kohlenhydrate 2 g, Natrium 237 mg

Suppen

Kichererbsen-Cremesuppe

Phase 1: Entgiftung	4 Portionen
glutenfrei	Portion: 270 ml
ohne Milchprodukte	Ergibt: ca. 1 l
eifrei	Vorbereitungszeit: 15 Minuten
vegetarisch (bei Verwendung	Garzeit: 20 Minuten
von Gemüsebrühe)	

Diese einfache Cremesuppe enthält keine Sahne. Die Cremigkeit bringen die pürierten Kichererbsen mit sich. Wenn die Suppe abkühlt, wird sie dick, daher müssen Sie beim Aufwärmen etwas Wasser unterrühren. Statt der Kichererbsen aus der Dose können Sie auch selbst gekochte verwenden (Kochanleitung auf der Packung beachten).

6 EL natives Olivenöl extra
3 kleine Schalotten, geschält und gewürfelt
1 Stange Staudensellerie (ca. 100 g),
    in kleine Stücke geschnitten
1 mittelgroße Knoblauchzehe, geschält und gewürfelt
½ TL fein gehackte Rosmarinnadeln

1 l salzarme Bio-Gemüse- oder Hühnerbrühe

2 Dosen Kichererbsen, abgegossen
    und abgespült

1 EL pures Tomatenmark

½ TL naturreines Salz

1 TL schwarzer Pfeffer aus der Mühle

2 EL Schnittlauchröllchen

Das Olivenöl in einem großen Topf bei mittlerer Hitze heiß werden lassen. Schalotten und Staudensellerie hinzufügen und unter Rühren etwa 3 Minuten andünsten, bis die Schalotten glasig sind. Knoblauch und Rosmarin zugeben und eine halbe Minute rühren. Brühe, Kichererbsen, Salz und Pfeffer hinzufügen und das Ganze zum Köcheln bringen. Den Topf nicht zudecken. Die Suppe bei geringer Hitze 10 bis 15 Minuten garen, bis die Kichererbsen sehr weich sind.

Die Suppe vom Herd nehmen und etwas abkühlen lassen. Anschließend in mehreren Portionen im Mixer pürieren. Die pürierten Portionen in einen sauberen Topf füllen. Falls die Cremesuppe zu dick ist, mit etwas heißem Wasser verdünnen.

Zum Servieren in Suppentassen füllen und mit Schnittlauchröllchen garnieren.

Nährwerte pro Portion: Brennwert 395 Kalorien; Fett 24 g (gesättigte Fette 3 g), Cholesterin 0 mg, Ballaststoffe 8 g, Proteine (Eiweiß) 10 g, Kohlenhydrate 37 g, Natrium 506 mg

Gazpacho mit Shrimps

Phase 1: Entgiftung
glutenfrei
ohne Milchprodukte
eifrei

8 Portionen
Portion: ¼ l
Ergibt: 2 l
Vorbereitungszeit: 45 Minuten
Garzeit: 10 Minuten

Für diese typische Sommersuppe sind die frisch geernteten Tomaten während der regionalen Tomatensaison ideal. Wenn Sie die Suppe im Winter zubereiten, nehmen Sie am besten reife (tiefrote) Kirsch- oder Flaschentomaten. Wer die Suppe gerne gut durchgekühlt verzehrt, kann sie schon am Vortag zubereiten und über Nacht in den Kühlschrank stellen.

650 g frische Tomaten, gewürfelt
1 große rote Paprikaschote, entkernt und gewürfelt
1 kleine grüne Paprikaschote, entkernt
    und gewürfelt
2 mittelgroße rote Zwiebeln, geschält und gewürfelt
1 kleine mittelscharfe Chilischote
    (ideal: Sorte Jalapeño), entkernt und fein gewürfelt
1 große Gärtnergurke, geschält, entkernt
    und gewürfelt
3 mittelgroße Knoblauchzehen, geschält und zerkleinert
1 kleine Hand voll Koriandergrün, fein zerkleinert
4 EL frisch gepresster Limettensaft
¾ l salzarmer Tomatensaft
1 TL schwarzer Pfeffer aus der Mühle

8 Riesengarnelen (King Prawns),
    zubereitet nach dem Rezept
    »Scharf gebratene Riesengarnelen«,
    Seite 116
natives Olivenöl extra zum Beträufeln
1 EL Schnittlauchröllchen

Tomaten, rote und grüne Paprikaschoten, Zwiebeln, Chilischote, Gurke, Knoblauch, Koriandergrün, Limettensaft, Tomatensaft und Pfeffer in den Mixer geben und pürieren, bis die Masse
eine suppenähnliche Konsistenz hat.

Den Gazpacho mindestens 30 Minuten zum Durchziehen in
den Kühlschrank stellen.

Zum Servieren den Gazpacho in Suppenteller füllen. Pro Portion eine Riesengarnele der Länge nach in Streifen schneiden.
Die Garnelenstreifen dem Gazpacho hinzufügen und mit ein
paar Tröpfchen Olivenöl beträufeln. Mit Schnittlauchröllchen
garnieren.

Nährwerte pro Portion: Brennwert 101 Kalorien; Fett 3 g (gesättigte Fette 0,5 g), Cholesterin 42 mg, Ballaststoffe 2,6 g, Proteine
(Eiweiß) 7 g, Kohlenhydrate 13 g, Natrium 355 mg

Ingwer-Möhren-Suppe

Phase 1: Entgiftung	6 Portionen
glutenfrei	Portion: ¼ l
ohne Milchprodukte	Ergibt: 1,5 l
eifrei	Vorbereitungszeit: 40 Minuten
vegetarisch (bei Verwendung	Garzeit: 30 Minuten
von Gemüsebrühe)	

Ihre cremige Note bekommt diese Suppe nicht durch Milchprodukte, sondern mit Hilfe der Kokosnussmilch. Ihr ohnehin appetitliches Aussehen wird durch das Garnieren mit fein geschnittenen Frühlingszwiebeln und Koriandergrün noch verstärkt.

2 EL helles Sesamöl

1 große Zwiebel, geschält und klein gewürfelt

2 TL fein gewürfelter Ingwer

1 mittelgroße Knoblauchzehe, geschält und
   fein gewürfelt

900 g Möhren, geschält und gewürfelt

1 l salzarme Bio-Gemüse- oder Hühnerbrühe

180 ml ungesüßte Kokosmilch

½ TL naturreines Salz

1 EL frisch gepresster Limettensaft

¼ TL Sambal Manis
   (thailändische rote Chilipaste)

2 Frühlingszwiebeln, in feine Ringe geschnitten

3 EL fein zerkleinertes Koriandergrün

Das Sesamöl in einem großen Topf bei mittlerer Hitze heiß werden lassen. Zwiebeln und Ingwer hinzufügen und unter Rühren andünsten, bis die Zwiebeln glasig sind. Den Knoblauch zugeben und 1 Minuten rühren, bis er duftet. Die Möhren hinzufügen und 2 Minuten rühren. Brühe, Kokosnussmilch und Salz zugeben und das Ganze 20 bis 25 Minuten garen, bis die Möhren so weich sind, dass sie sich leicht mit einer Gabel durchstechen lassen.

Die Suppe vom Herd nehmen und etwas abkühlen lassen. Anschließend in Partien im Mixer pürieren und in einen sauberen Topf geben. Limettensaft und Chilipaste unterrühren und nach Belieben mit diesen beiden Würzen abschmecken.

Mit Frühlingszwiebeln und Koriandergrün garniert servieren.

Nährwerte pro Portion: Brennwert 152 Kalorien; Fett 7,5 g (gesättigte Fette 6,4 g), Cholesterin 17 mg, Ballaststoffe 5 g, Proteine (Eiweiß) 6 g, Kohlenhydrate 17 g, Natrium 435 mg

Linsensuppe

Phase 1: Entgiftung	6 Portionen
glutenfrei	Portion: ¼ l
ohne Milchprodukte	Ergibt: 1,5 l
eifrei	Vorbereitungszeit: 25 Minuten
vegetarisch (bei Verwendung	Garzeit: 1¼ Stunden
von Gemüsebrühe)	

Mit ihrer erdigen Note und ihrem herzhaften Geschmack ist diese sämige, nahrhafte Suppe ein perfektes Winteressen. Da sie gut sättigt, eignet sie sich durchaus auch als Hauptgericht. Falls Ihnen die Suppe etwas zu dick gerät, lässt sie sich einfach mit etwas Wasser, Hühner- oder Gemüsebrühe verdünnen.

3 EL natives Olivenöl extra

1 kleine Stange Porree, in Ringe geschnitten

3 Schalotten, geschält und klein gewürfelt

1 kleine Knoblauchzehe, geschält und fein gewürfelt

1 große Möhre, geschält und in dünne Scheiben geschnitten

1 Stange Staudensellerie, in dünne Scheiben geschnitten

1 kleine Hand voll Staudensellerieblätter, zerkleinert

1 Dose oder Tetrapak gewürfelte Tomaten (Einwaage 500 g)

230 g Du-Puy-Linsen (kleine grüne Linsen), gewaschen und verlesen

1,2 l salzarme Bio-Gemüse- oder Hühnerbrühe

1 Thymianzweig

¾ TL naturreines Salz

½ TL schwarzer Pfeffer aus der Mühle

Das Olivenöl in einem großen Topf heiß werden lassen. Porree, Schalotten und Knoblauch hinzufügen und unter Rühren etwa 3 Minuten andünsten, bis die Schalotten glasig sind. Möhren, Staudensellerie und Sellerieblätter zugeben und etwa 3 Minuten rühren, bis der Staudensellerie beginnt, eine weichere Konsistenz anzunehmen.

Tomatenwürfel, Linsen, Brühe, den Thymianzweig, Salz und Pfeffer in den Topf geben. Das Ganze etwa 1 Stunde und 15 Minuten köcheln lassen, bis die Linsen weich sind (die Garzeit kann variieren, was zum Beispiel vom Alter/Trockenheitsgrad der Linsen abhängt).

Den Thymianzweig vor dem Servieren entfernen.

Nährwerte pro Portion: Brennwert 332 Kalorien; Fett 10 g (gesättigte Fette 2 g), Cholesterin 7 mg, Ballaststoffe 11 g, Proteine (Eiweiß) 19 g, Kohlenhydrate 43 g, Natrium 593 mg

Würzige Tomatensuppe

Phase 1: Entgiftung	4 Portionen
glutenfrei	Portion: ¼ l
ohne Milchprodukte	Ergibt: 1 l
eifrei	Vorbereitungszeit: 20 Minuten
vegetarisch (bei Verwendung	Garzeit: 50 Minuten
von Gemüsebrühe)	

Diese herrliche, nahrhafte Cremesuppe präsentiert sich in einem appetitlichen hellen Rotorange. Mit gerösteten Tomaten zubereitet, besitzt sie einen feinen rauchigen Geschmack. Ideal dafür sind die über Feuer gerösteten ganzen Tomaten aus der Dose, die aufgrund der speziellen Herstellungsmethode den zarten Röstgeschmack mit sich bringen. Allerdings ist dieses Tomatenprodukt ziemlich schwer zu be-

kommen. Fündig wird man in Geschäften, die ein exklusives Sortiment amerikanischer Spezialitäten führen. Auf der Dose steht »Fireroasted Whole Tomatoes«. Die Suppe schmeckt aber auch köstlich, wenn man sie mit den überall erhältlichen einfachen Dosentomaten zubereitet. Ob Sie einfaches Tomatenmark mit »22 % Tr.M« (Trockensubstanzgehalt) oder doppelt konzentriertes mit »30 % Tr.M« verwenden, spielt geschmacklich keine Rolle. Dabei kommt es nur auf die Menge an. Das geräucherte Paprikapulver (Piementon de la Vera piccante) ist ein spanisches Produkt, das viele gut sortierte Supermärkte führen (Ersatz: Rosenpaprika).

2 EL natives Olivenöl extra

100 g Schalotten, geschält und klein gewürfelt

1 mittelgroße Knoblauchzehe, geschält und klein
    gewürfelt

2 Dosen ganze Tomaten

½ l salzarme Bio-Gemüse- oder Hühnerbrühe

1 EL doppelt konzentriertes Tomatenmark oder
    2 EL einfaches

½ TL schwarzer Pfeffer aus der Mühle

1 Prise Cayennepfeffer

¼–½ TL geräuchertes Paprikapulver oder
    Rosenpaprika

1 kleiner Thymianzweig

1 Hand voll Basilikumblätter

Das Olivenöl in einem großen Topf bei mittlerer Hitze heiß werden lassen. Die Schalotten hinzufügen und unter Rühren 3 bis

5 Minuten andünsten, bis sie glasig sind. Den Knoblauch zugeben und etwa 1 Minuten weiterrühren, bis er weich ist und duftet.

Tomaten, Brühe, Tomatenmark, Pfeffer, Cayennepfeffer, Paprikapulver und Thymian einrühren. Das Ganze zum Kochen bringen. Die Hitze verringern und die Suppe 35 Minuten köcheln lassen. Ein paar schöne Basilikumblätter zum Garnieren beiseitelegen und die restlichen in die Suppe geben. Noch 10 Minuten köcheln lassen.

Die Suppe vom Herd nehmen und etwas abkühlen lassen. Anschließend in Partien im Mixer pürieren und in einen sauberen Topf geben.

Kurz vor dem Servieren die Suppe bei geringer Hitze noch einmal gut durchwärmen, aber nicht mehr köcheln lassen. Mit Basilikumblättern garniert servieren.

Nährwerte pro Portion: Brennwert 170 Kalorien; Fett 7 g (gesättigte Fette 1,2 g), Cholesterin 3 mg, Ballaststoffe 2 g, Proteine (Eiweiß) 6 g, Kohlenhydrate 21 g, Natrium 518 mg

Schwarze-Bohnen-Suppe

Phase 1: Entgiftung	4 Portionen
glutenfrei	Portion: 300 ml
ohne Milchprodukte	Ergibt: 1,2 l
eifrei	Vorbereitungszeit: 20 Minuten
vegetarisch (bei Verwendung	Garzeit: 35 Minuten
von Gemüsebrühe)	

Bei dieser einfach zu kochenden, dicken Suppe setzen rote Paprikaschoten und Koriandergrün appetitliche Farbtupfen. Wer mehr pikante Schärfe mag, kann die Menge der Chilischoten – idealerweise Jalapeños – erhöhen. Als Garnierung bietet sich vieles an, zum Beispiel fein gewürfelte Avocado oder rote Zwiebeln.

2 EL natives Olivenöl extra
1 große Zwiebel, geschält und fein gewürfelt
2 Knoblauchzehen, geschält und fein gewürfelt
500 g gegarte Schwarze Bohnen (aus der Dose oder
    selbst gekocht)
600 ml salzarme Bio-Gemüse- oder Hühnerbrühe
160 g Tomaten, gewürfelt
1 kleine rote Paprikaschote, entkernt und gewürfelt
2 kleine mittelscharfe Chilischoten (ideal: Jalapeños),
    entkernt und fein gewürfelt
2 TL Melasse (tiefbrauner Zuckersirup)
2 TL fein zerkleinerter Oregano
1½ TL gemahlener Kreuzkümmel
½ TL gemahlener Koriander
½ TL naturreines Salz
½ TL schwarzer Pfeffer aus der Mühle
2 EL frisch gepresster Limettensaft
2 TL fein zerkleinertes Koriandergrün

Das Olivenöl in einem großen Topf bei mittlerer Hitze heiß werden lassen. Zwiebeln und Knoblauch hinzufügen und unter Rühren etwa 3 Minuten andünsten, bis die Zwiebeln glasig sind. Die restlichen Zutaten – bis auf den Limettensaft und das Koriandergrün – zugeben und das Ganze zum Kochen bringen. Die Hitze verringern und die Suppe etwa 30 Minuten köcheln lassen, bis das Gemüse butterweich ist. Zum Schluss den Limettensaft und das Koriandergrün unterrühren.

Nährwerte pro Portion: Brennwert 340 Kalorien; Fett 8 g (gesättigte Fette 1,3 g), Cholesterin 3 mg, Ballaststoffe 14 g, Proteine (Eiweiß) 18 g, Kohlenhydrate 51 g, Natrium 568 mg

Blumenkohlcremesuppe

Phase 1: Entgiftung	6 Portionen
glutenfrei	Portion: ¼ l
ohne Milchprodukte	Ergibt: 1,5 l
eifrei	Vorbereitungszeit: 30 Minuten
vegetarisch (bei Verwendung	Garzeit: 30 Minuten
von Gemüsebrühe)	

Die frischen Kräuter bringen Farbe und zusätzliches Aroma in diese cremige Suppe.

2 EL natives Olivenöl extra
2 kleine Stangen Porree, nur die weißen und zartgrünen Teile, in dünne Ringe geschnitten
1 mittelgroßer Blumenkohl, in Röschen zerlegt
1,2 l salzarme Bio-Gemüse- oder Hühnerbrühe
1¼ TL naturreines Salz

½ TL schwarzer Pfeffer aus der Mühle

1 EL fein zerkleinerte Petersilie

1 Prise Cayennepfeffer

1 EL Schnittlauchröllchen

Das Olivenöl in einem großen Topf bei mittlerer Hitze heiß werden lassen. Den Porree hinzufügen und unter Rühren etwa 5 Minuten andünsten, bis er weich ist. Blumenkohl, Brühe, Salz und den schwarzen Pfeffer zugeben und das Ganze zum Kochen bringen. Die Hitze verringern, den Topfdeckel locker auflegen und die Suppe 20 bis 25 Minuten köcheln lassen, bis der Blumenkohl weich ist.

Die Suppe vom Herd nehmen und etwas abkühlen lassen. Anschließend in Partien im Mixer pürieren und in einen sauberen Topf geben. Die Petersilie und den Cayennepfeffer unterrühren. Die Suppe bei geringer Hitze nochmals gut durchwärmen, aber nicht mehr köcheln lassen.

Mit Schnittlauchröllchen garniert servieren.

Nährwerte pro Portion: Brennwert 106 Kalorien; Fett 6 g (gesättigte Fette 1,2 g), Cholesterin 5 mg, Ballaststoffe 3 g, Proteine (Eiweiß) 7 g, Kohlenhydrate 9 g, Natrium 285 mg

Salate

Asiatischer Gemüsesalat

Phase 1: Entgiftung	4 Portionen
glutenfrei	Portion: ¼ l
ohne Milchprodukte	Ergibt: 1 l
eifrei	Vorbereitungszeit: 30 Minuten
vegetarisch	Blanchierzeit: 30 Sekunden
schnell	

Das Dressing ist eine ausgewogene Komposition der Geschmacksrichtungen salzig, süß und sauer. Der Salat passt ausgezeichnet zu Tofu und jeder Art von gegrilltem Fleisch. Tamari ist eine Original-Sojasauce, die noch auf traditionelle Weise hergestellt wird und lediglich Sojabohnen, Wasser und Salz enthält. Shoyu, ebenfalls eine Original-Sojasauce, sollten Sie für dieses Rezept nicht verwenden, da sie Weizen enthält. Echte Tamari bekommen Sie im Bioladen.

Für das Dressing:

3 EL helles Sesamöl

1 EL Tamari (Original-Sojasauce)

1 EL Reisweinessig

1 EL frisch gepresster Limettensaft

¼ TL schwarzer Pfeffer aus der Mühle

Für den Salat:

120 g Zuckerschoten (Kaiserschoten), Fäden abgezogen

1 Prise naturreines Salz

200 g China- oder Wirsingkohl, in feine Streifen
    geschnitten
1 kleine Möhre, geschält und in Julienne geschnitten
½ kleine rote Paprikaschote, in Julienne geschnitten
10 cm Salatgurke, geschält und in Julienne
    geschnitten
1 mittelgroße Frühlingszwiebel, in feine Ringe
    geschnitten
2 EL fein zerkleinertes Koriandergrün
1 EL fein zerkleinerte Minzeblätter

Die Zutaten für das Dressing in eine kleine Schüssel geben und gründlich mischen. Kurz beiseitestellen.

Eine Schüssel mit Eiswasser bereitstellen. In einem Topf gut 1 Liter gesalzenes Wasser zum sprudelnden Kochen bringen. Die Zuckerschoten hinzufügen und 30 Sekunden blanchieren. Abgießen und sofort kurz ins Eiswasser legen. Wiederum abgießen und die Zuckerschoten mit Küchenpapier oder einem frischen Küchenhandtuch trocken tupfen.

Die Zuckerschoten mit den restlichen Salatzutaten in eine große Schüssel geben. Das Dressing noch einmal kräftig durchrühren und über den Salat gießen. Den Salat gründlich mischen.

Nährwerte pro Portion: Brennwert 125 Kalorien; Fett 11 g (gesättigte Fette 1,5 g), Cholesterin 0 mg, Ballaststoffe 2 g, Proteine (Eiweiß) 1,9 g, Kohlenhydrate 6,4 g, Natrium 164 mg

Asiatischer Bohnensalat mit Tahini-Dressing

Phase 1: Entgiftung   2 Portionen
glutenfrei   Portion: ca. 300 g
ohne Milchprodukte   Ergibt: ca. 600 g
eifrei   Vorbereitungszeit: 15 Minuten
vegetarisch
schnell

Tahini, eine Paste aus fein gemahlenen Sesamkörnern, stammt aus der arabischen Küche und besitzt ein köstliches, intensives Aroma. Aus einem Salat wie diesem macht sie ein leichtes, erfrischendes, höchst geschmackvolles Gericht.

Für das Dressing:

4 Esslöffel Tahini (Sesampaste)
2 EL natives Olivenöl extra
1 EL fein zerkleinerter Knoblauch
2 EL frisch gepresster Limettensaft
1 Prise naturreines Salz
1 Prise schwarzer Pfeffer aus der Mühle

Für den Salat:

180 g frischer junger Blattspinat
    (Babyspinat)
1 kleine Frühlingszwiebel, in feine Ringe
    geschnitten
60 g Zuckerschoten (Kaiserschoten),
    Fäden abgezogen

170 g Bohnensprossen aus der Dose,
abgegossen, abgespült und abgetropft
170 g Adzukibohnen aus der Dose, abgegossen,
abgespült und abgetropft

Die Zutaten für das Dressing in eine kleine Schüssel geben und gründlich mischen.

Die Zutaten für den Salat in eine große Schüssel geben und das Dressing darübergießen. Den Salat mischen und sofort servieren.

Nährwerte pro Portion: Brennwert 426 Kalorien; Fett 28 g (gesättigte Fette 4,2 g), Cholesterin 0 mg, Ballaststoffe 12 g, Proteine (Eiweiß) 13 g, Kohlenhydrate 35 g, Natrium 160 mg

Kopfsalat mit Minze und Reisweinessig-Vinaigrette

Phase 1: Entgiftung	4 Portionen
glutenfrei	Portion: 2 Hände voll
ohne Milchprodukte	Ergibt: 8 Hände voll
eifrei	Vorbereitungszeit: 10 Minuten
vegetarisch	
schnell	

Dieser schnell zubereitete knackige Salat passt besonders gut zu Gerichten mit Meeresfrüchten. Statt der Frühlingszwiebeln können Sie auch Schalotten nehmen.

Für die Vinaigrette:

2 TL frisch gepresster Zitronensaft

2 TL ungewürzter Reisweinessig

½ TL naturreines Salz

¼ TL weißer Pfeffer

4 EL natives Olivenöl extra

Für den Salat:

1 Kopfsalat, gewaschen, trocken geschleudert und
   in mundgerechte Stücke gezupft

4 Frühlingszwiebeln, in sehr feine Ringe geschnitten

½ Bio-Salatgurke, ungeschält, gründlich gewaschen
   und in feine Scheiben geschnitten

1 TL fein zerkleinerte Minze

Alle Zutaten für die Vinaigrette – außer dem Olivenöl – in eine Schüssel geben und mischen. Dann das Olivenöl langsam zugießen und dabei kräftig mit dem Schneebesen schlagen, bis die Vinaigrette eine leicht sämige Konsistenz angenommen hat. Oder alle Zutaten zusammen in ein fest schließendes Glas geben und dieses so lange schütteln, bis die leicht sämige Konsistenz erreicht ist.

Die Zutaten für den Salat in eine große Schüssel geben und die Vinaigrette darübergießen. Das Ganze gründlich mischen.

Nährwerte pro Portion: Brennwert 159 Kalorien; Fett 14 g (gesättigte Fette 2,0 g), Cholesterin 0 mg, Ballaststoffe 2 g, Proteine (Eiweiß) 2 g, Kohlenhydrate 7 g, Natrium 511 mg

Waldorf-Salat mit Curry und Ingwer

Phase 1: Entgiftung	2 Portionen
glutenfrei	Portion: ca. 200 g
ohne Milchprodukte	Ergibt: ca. 400 g
eifrei	Vorbereitungszeit: 15 Minuten
vegetarisch	Röstzeit: 10 Minuten
schnell	

Diese nussig-pikante Variante des Klassikers der Salatküche enthält keinerlei Milchprodukte.

30 g grob gehackte Walnüsse
1 großer Bio-Apfel (Sorte: Red Delicious oder Gala),
    ungeschält, gründlich gewaschen,
    Kerngehäuse entfernt, Fruchtfleisch klein gewürfelt
200 g sehr fester Tofu, gut abgetropft und in 1 cm
    große Würfel geschnitten
1 Stange Staudensellerie, in feine Scheiben
    geschnitten
½ TL fein geschroteter Leinsamen
½ TL geriebener frischer Ingwer
½ TL Currypulver
1 EL Walnussöl
1 Chicoree, in einzelne Blätter zerlegt

Den Backofen auf 180 °C vorheizen.

Die Walnüsse in einer Schicht auf ein Backblech legen und 8 bis 10 Minuten im vorgeheizten Ofen goldbraun rösten, dabei die Nüsse mehrmals wenden (aufpassen, dass sie nicht verbrennen). Zum Abkühlen auf einem Teller ausbreiten.

Die Nüsse mit den restlichen Zutaten – außer den Chicoreeblättern – in eine große Schüssel geben und gründlich mischen.

Zum Servieren die Chicoreeblätter auf zwei Teller verteilen und die Apfel-Tofu-Mischung daraufsetzen.

Nährwerte pro Portion: Brennwert 286 Kalorien; Fett 16 g (gesättigte Fette 2,5 g), Cholesterin 0 mg, Ballaststoffe 12 g, Proteine (Eiweiß) 16 g, Kohlenhydrate 28 g, Natrium 88 mg

Mediterraner Salat

Phase 1: Entgiftung

glutenfrei

ohne Milchprodukte

eifrei

vegetarisch

schnell

4 Portionen

Portion: 420 ml

Ergibt: 1,7 ml

Vorbereitungszeit: 30 Minuten

Der erfrischende Salat ist eine köstliche Beilage für Gerichte, die von den Küchen des Nahen Ostens inspiriert wurden, zum Beispiel »Orientalische Lammburger« (Rezept Seite 124).

Für die Vinaigrette:

2 EL frisch gepresster Zitronensaft

1 mittelgroße Knoblauchzehe, fein zerkleinert

½ TL naturreines Salz

½ TL schwarzer Pfeffer aus der Mühle

6 EL natives Olivenöl extra

Für den Salat:

1 kleine rote Zwiebel, geschält und in feine Ringe
    geschnitten

4 Hände voll in Streifen geschnittener Romanasalat

180 g Kirschtomaten, halbiert

1 mittelgroße grüne Paprikaschote, entkernt und
    in 1 cm große Stücke geschnitten

½ Bio-Salatgurke, ungeschält, gründlich gewaschen,
    der Länge nach halbiert und in dünne Scheiben
    geschnitten

80 g entsteinte schwarze Oliven
    (ideal: Kalamata-Oliven), halbiert

1 TL fein zerkleinerter Oregano

Für die Vinaigrette alle Zutaten – außer dem Olivenöl – in eine
Schüssel geben und mischen. Dann das Olivenöl langsam zugießen und dabei kräftig mit dem Schneebesen schlagen, bis
die Vinaigrette eine leicht sämige Konsistenz angenommen hat.
Oder alle Zutaten zusammen in ein fest schließendes Glas geben und dieses so lange schütteln, bis die leicht sämige Konsistenz erreicht ist.

Die Zwiebelringe in einer kleinen Schüssel mit Eiswasser 10
Minuten einweichen. Abgießen und die Zwiebeln mit Küchenpapier trocken tupfen.

Die Zwiebeln mit den restlichen Salatzutaten und der Vinaigrette in eine große Schüssel geben und mischen, bis alles mit Vinaigrette überzogen ist. Sofort servieren.

Nährwerte pro Portion: Brennwert 244 Kalorien; Fett 23 g (gesättigte Fette 3,2 g), Cholesterin 0 mg, Ballaststoffe 3 g, Proteine (Eiweiß) 2 g, Kohlenhydrate 9 g, Natrium 395 mg

Orangensalat mit roten Zwiebeln und Fenchel

Phase 1: Entgiftung   4 Portionen
glutenfrei   Portion: ca. 150 g
ohne Milchprodukte   Ergibt: ca. 600 g
eifrei   Vorbereitungszeit: 15 Minuten
vegetarisch
schnell

In diesem Salat verbinden sich die wertvollen Inhaltsstoffe von Orangen und Fenchel auf eine köstliche Weise.

Für das Dressing:
3 EL natives Olivenöl extra
1½ EL frisch gepresster Zitronensaft
¼ TL naturreines Salz
½ TL Pfeffer aus der Mühle

Für den Salat:
2 große Navelorangen

60 g frischer Fenchel, in sehr feine Streifen geschnitten

1 kleine rote Zwiebel, geschält und in feine Ringe

3 EL fein zerkleinerte Minzeblätter

8 schwarze Oliven, entsteint und geviertelt

Die Zutaten für das Dressing in eine kleine Schüssel geben und gründlich mischen.

Die Orangen schälen und die äußere weiße Haut möglichst restlos entfernen. Die Frucht horizontal (quer zur Faser) in 5 mm dicke Scheiben schneiden.

Die Orangenscheiben auf einer Servierplatte oder in einer flachen Schale dekorativ anordnen und mit 3 Esslöffeln Dressing beträufeln.

Fenchel, Zwiebeln und Minze mit dem restlichen Dressing mischen und auf die Orangescheiben geben. Die Oliven darüberstreuen.

Nährwerte pro Portion: Brennwert 168 Kalorien; Fett 13 g (gesättigte Fette 1,7 g), Cholesterin 0 mg, Ballaststoffe 3 g, Proteine (Eiweiß) 1 g, Kohlenhydrate 14 g, Natrium 249 mg

Bunter Salat mit Chinakohl und Hühnerfleisch

Phase 1: Entgiftung	2 Portionen
glutenfrei	Portion: ½ l
ohne Milchprodukte	Ergibt: 1 l
eifrei	Vorbereitungszeit: 20 Minuten
schnell	Garzeit: 3 bis 5 Minuten

Die Verbindung von Cashew- und Zitrusgeschmack verleiht diesem Salat eine süßlich-säuerliche nussige Note. Die leichte Schärfe des Ingwers ergänzt die von der asiatischen Küche inspirierte Aromakomposition. Naturreines Cashewmus wird zu 100 Prozent aus Cashewkernen hergestellt und hat die cremige Konsistenz eines Aufstrichs (ähnlich wie Erdnussbutter). Kaufen Sie das Mus am besten im Bioladen, da manche konventionellen Produkte Lebensmittelzusatzstoffe enthalten.

Für den Salat:

120 g Reisnudeln

160 g gegartes Hühnerfleisch, gewürfelt

250 g Chinakohl, geputzt und in feine Streifen geschnitten

2 Frühlingszwiebeln, in feine Ringe geschnitten

1 große Möhre, geschält und fein gewürfelt

½ mittelgroße rote Paprikaschote, entkernt und fein gewürfelt

1 Orange, sorgfältig geschält und in kleine Stücke geschnitten

1 EL fein zerkleinertes Koriandergrün

30 g rohe ungesalzene Cashewkerne, grob gehackt

Für das Dressing:

1 EL naturreines Cashewmus

1 EL naturreiner Reisweinessig

2 EL frisch gepresster Limettensaft

1 TL frisch geriebener Ingwer

1 TL fein zerkleinerter Knoblauch

1 TL abgeriebene Limettenschale

Die Reisnudeln nach Packungsanweisung garen, abgießen und abkühlen lassen.

Die Nudeln mit den restlichen Zutaten für den Salat – außer dem Koriandergrün und den Cashewkernen – in eine große Schüssel geben.

Die Zutaten für das Dressing in eine kleine Schüssel geben und mischen, bis sie sich gut miteinander verbunden haben. Sofort über den Salat gießen.

Den Salat mischen und zum Servieren mit Koriandergrün und Cashewkernen bestreuen.

Nährwerte pro Portion: Brennwert 441 Kalorien; Fett 11 g (gesättigte Fette 2 g), Cholesterin 68 mg, Ballaststoffe 9 g, Proteine (Eiweiß) 35 g, Kohlenhydrate 53 g, Natrium 191 mg

Tofu-Spinat-Salat mit Granatapfel-Dressing

Phase 1: Entgiftung	2 Portionen
glutenfrei	Portion: ca. 300 g
ohne Milchprodukte	Ergibt: ca. 600 g
eifrei	Vorbereitungszeit: 10 Minuten
vegetarisch	
schnell	

Spinatsalat mit einem leicht gesüßten Dressing anzumachen, ist vielerorts Tradition. Bei diesem Rezept liefert der Granatapfelsaft die Süße, während die Sonnenblumenkerne nicht nur das Knusprige, sondern auch Proteine beisteuern.

250 g frischer junger Blattspinat (Babyspinat)
3 Radieschen, in feine Scheiben geschnitten
½ mittelgroße rote Zwiebel, geschält und in feine
    Ringe geschnitten
1 kleine Möhre, geschält und geraspelt
30 g Sonnenblumenkerne
250 g Räuchertofu, klein gewürfelt
1 mittelgroße Bio-Birne, ungeschält, gründlich gewa-
    schen, halbiert, entkernt und in schmale Spalten
    geschnitten
4 EL Granatapfel-Vinaigrette (siehe Rezepte Seite 186)

Alle Zutaten in eine große Schüssel geben und vorsichtig, aber gründlich mischen. Den Salat sofort servieren.

Nährwerte pro Portion: Brennwert 258 Kalorien; Fett 14,2 g (gesättigte Fette 2,1 g), Cholesterin 0 mg, Ballaststoffe 8 g, Proteine (Eiweiß) 12 g, Kohlenhydrate 25 g, Natrium 78 mg

Fisch und Meeresfrüchte

Gegrillte Garnelenspieße

Phase 1: Entgiftung

glutenfrei

ohne Milchprodukte

eifrei

4 Portionen

Portion: 1 Spieß mit 5 bis
6 Garnelen (ca. 120 g)

Ergibt: ca. 480 g

Vorbereitungszeit:
10 Minuten

Marinierzeit: 1 Stunde

Garzeit: 4 Minuten

*Bei diesem leichten, köstlichen Gericht verbinden sich das Kräuter-
und Zitronenaroma ausgezeichnet mit den frischen Shrimps. Die
Chiliflocken bringen einen Hauch von Schärfe mit sich. Die Spieße
geben ein leckeres Horsd'œuvre ab. Wenn Sie Bambus- oder Holzspieße verwenden, sollten Sie die Spieße eine Stunde lang in Wasser
einweichen, bevor Sie die Shrimps aufstecken.*

20–24 (450 g) geschälte Garnelen

Für die Marinade:

4 EL natives Olivenöl extra

2 TL fein zerkleinerter Oregano

2 TL fein zerkleinerte Petersilie

1 TL fein zerkleinerter Knoblauch

1 TL abgeriebene Zitronenschale

½ TL Chiliflocken

½ TL naturreines Salz
½ TL schwarzer Pfeffer aus der Mühle

Außerdem:
1 TL natives Olivenöl extra
    (bei Zubereitung in einer Grillpfanne)
Zitronenschnitze

Von den Garnelen den Darm entfernen. Die Garnelen mit Küchenpapier trocken tupfen.

Die Zutaten für die Marinade in eine Schüssel geben und gründlich mischen. Die Garnelen in der Mischung wenden, bis sie rundum mit Marinade überzogen sind. Die Schüssel zudecken und 1 Stunde in den Kühlschrank stellen.

Die Garnelen auf vier Grillspieße stecken.

Den Holzkohlen- oder Elektrogrill auf mittlere Hitze bringen bzw. die Grillpfanne erhitzen und mit 1 Teelöffel Olivenöl ausstreichen. Die Garnelenspieße 2 Minuten auf jeder Seite grillen. Mit Zitronenschnitzen servieren.

Nährwerte pro Portion: Brennwert 248 Kalorien; Fett 16 g (gesättigte Fette 2,3 g), Cholesterin 172 mg, Ballaststoffe 0 g, Proteine (Eiweiß) 23 g, Kohlenhydrate 1 g, Natrium 409 mg

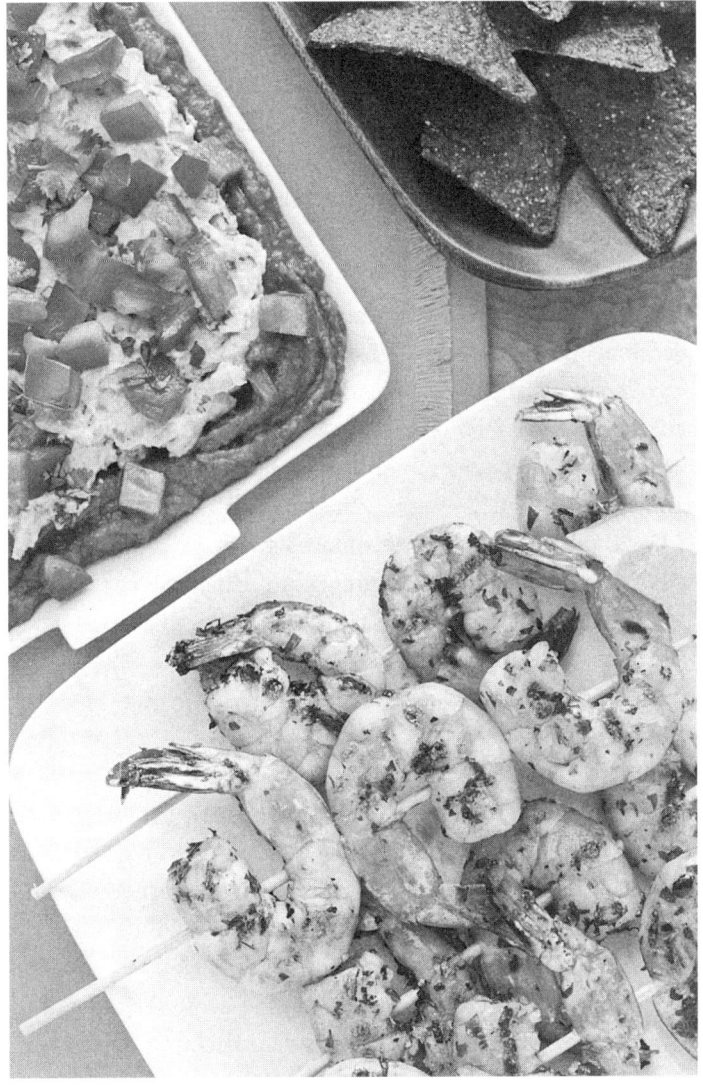

Scharf gebratene Riesengarnelen

Phase 1: Entgiftung	4 Portionen
glutenfrei	Portion: 3 bis 4 Riesengarnelen
ohne Milchprodukte	Ergibt: 450 g
eifrei	Vorbereitungszeit: 10 Minuten
schnell	Garzeit: 2 bis 3 Minuten
	pro Partie

Als Beilage zu diesen köstlichen, schnell zubereiteten Riesengarnelen reichen ein paar Zitronenschnitze. Im Handel heißen diese stattlichen Garnelen in der Regel King Prawns (Königsgarnelen). Viele kennen sie auch unter ihrer spanischen Bezeichnung: Gambas. Drei bis vier Stück reichen pro Person als Hauptgericht aus.

16–20 (450 g) Riesengarnelen mit Schwanz
   (King Prawns), geschält und Darm entfernt
3 EL natives Olivenöl extra
½ TL naturreines Salz
¼–½ TL grob gemahlene Chiliflocken
Zitronenschnitze

Mit einem scharfen Küchenmesser jede Garnele der Länge nach in der Mitte durchschneiden. Dabei den Schnitt nur bis kurz vor dem Schwanzansatz ausführen, damit sich die Garnele wie Flügel auseinanderklappen und flach drücken lässt, ohne dass sich die beiden Teile trennen.

Olivenöl, Salz und Chiliflocken in eine Schüssel geben und gründlich mischen. Die Garnelen in der Mischung schwenken.

Eine große Pfanne bei starker Hitze sehr heiß werden lassen und immer nur so viele aufgeklappte Garnelen flach hineinlegen, dass sie nicht überlappen. Die Garnelen 2 Minuten braten, dann wenden, flach gedrückt halten und 1 Minute braten. Danach warm stellen und mit Zitronenschnitzen servieren.

Nährwerte pro Portion: Brennwert 180 Kalorien; Fett 11 g (gesättigte Fette 1,7 g), Cholesterin 168 mg, Ballaststoffe 0 g, Proteine (Eiweiß) 18 g, Kohlenhydrate 0 g, Natrium 433 mg

Gebratene Heilbutt-Filets

Phase 1: Entgiftung	4 Portionen
glutenfrei	Portion: 1 Filet à 180 g
ohne Milchprodukte	Ergibt: 720 g
eifrei	Vorbereitungszeit: 5 Minuten
schnell	Garzeit: 10 Minuten

Herrlich goldbraun und knusprig werden diese Fischfilets, wenn man sie in einer eisernen Grillpfanne zubereitet. Der Heilbutt besitzt einen köstlichen Eigengeschmack, sodass er pur oder allenfalls mit ein paar Spritzern Zitrone beträufelt hervorragend schmeckt.

4 Heilbuttfilets à 180 g, ohne Haut
½ TL naturreines Salz
½ TL schwarzer Pfeffer aus der Mühle
2 EL natives Olivenöl extra
Zitronenschnitze

Den Backofen auf 200 °C vorheizen.

Die Fischfilets auf beiden Seiten pfeffern und salzen.

Das Olivenöl in einer großen, ofenfesten Pfanne bei starker Hitze sehr heiß werden lassen (das Öl darf aber nicht rauchen). Die Fischfilets nebeneinander in die Pfanne legen und 3 Minuten auf jeder Seite braten. Die Pfanne in den vorgeheizten Ofen stellen und die Filets weitere 3 Minuten garen, bis sie durch sind.

Zum Servieren die Heilbutt-Filets auf vorgewärmte Teller legen und mit Zitronenschnitzen garnieren.

Nährwerte pro Portion: Brennwert 250 Kalorien; Fett 11 g (gesättigte Fette 1,5 g), Cholesterin 54 mg, Ballaststoffe 0 g, Proteine (Eiweiß) 36 g, Kohlenhydrate 0 g, Natrium 394 mg

Garnelen auf spanische Art

Phase 1: Entgiftung
glutenfrei
ohne Milchprodukte
eifrei
schnell

4 Portionen als Vorspeise;
2 Portionen als Hauptgericht
Portion: 7 bis 8 Garnelen als
    Vorspeise; 14 bis 15 Garnelen
    als Hauptgericht
Ergibt: 450 g
Vorbereitungszeit: 15 Minuten
Garzeit: 10 Minuten

Dieses Rezept ist von der traditionellen spanischen Küche inspiriert. Der Knoblauch gibt den geschmacklichen Ton an, der durch Chili-

flocken und geräuchertes Paprikapulver (Piementon de la Vera piccante, ein spanisches Produkt) abgerundet wird. Für eine glutenfreie Hauptmahlzeit können Sie gedämpften Naturreis dazu reichen.

4 EL natives Olivenöl extra

6 mittelgroße Knoblauchzehen, geschält und
   in feine Scheiben geschnitten

28–32 (450 g) mittelgroße geschälte Garnelen,
   Darm entfernt

¼ TL grob gemahlene Chiliflocken

¼ TL geräuchertes Paprikapulver oder
   Rosenpaprika

1 kleines Lorbeerblatt

2 EL frisch gepresster Zitronensaft

4 EL fein zerkleinerte Petersilie

Das Olivenöl in einer großen Pfanne bei mittlerer Hitze heiß werden lassen. Den Knoblauch hinzufügen und unter Wenden goldgelb braten.

Garnelen, Chiliflocken, Paprikapulver und Lorbeerblatt zugeben und unter Rühren etwa 3 Minuten braten, bis die Garnelen rosa und durchgebraten sind. Den Zitronensaft unterrühren. Die Garnelen vom Herd nehmen, die Petersilie unterheben und sofort servieren.

Nährwerte pro Vorspeisenportion: Brennwert 221 Kalorien; Fett 15 g (gesättigte Fette 2,2 g), Cholesterin 168 mg, Ballaststoffe 0 g, Proteine (Eiweiß) 18 g, Kohlenhydrate 2 g, Natrium 196 mg

Jakobsmuscheln in Kokosnuss-Curry-Brühe

Phase 1: Entgiftung

glutenfrei

ohne Milchprodukte

eifrei

4 Portionen

Portion: 180 g Muschelfleisch,
    ¼ l Brühe (inkl. Reis)

Ergibt: 720 g Muschelfleisch
    und 1 l Brühe

Vorbereitungszeit: 15 Minuten

Garzeit: 55 Minuten

Dieses Muschelgericht bietet alle Geschmacksnoten – salzig, süß, sauer und scharf. Durch die Kokosmilch wird die Brühe sämig, aber nicht zu schwer. Die Aromen von Ingwer, Zitronengras und Limette verfeinern die Kokosbrühe auf besonders köstliche Weise. Das Kokoswasser ist eine Flüssigkeit, die von Natur aus in der Frucht enthalten ist, während die Kokosmilch aus dem weißen Fruchtfleisch hergestellt wird. Beides gibt es in gut sortierten Supermärkten, auf jeden Fall aber in Asienläden. In Letzteren oder in größeren Bioläden finden Sie auch den Basmati-Naturreis. Falls Sie das Kokoswasser nicht bekommen, können Sie stattdessen gefiltertes Wasser verwenden.

½ l salzarme Bio-Gemüse- oder Hühnerbrühe

½ l ungesüßte Kokosmilch

¼ l Kokoswasser

½ kleine Zwiebel, geschält und gewürfelt

1 mittelgroße Knoblauchzehe, geschält und
    in Scheiben geschnitten

1 TL Sambal Manis
    (thailändische rote Chilipaste)

180 g Basmati-Naturreis

1 Stück frischer Ingwer (gut daumengroß),
   dünn geschält und in Scheiben geschnitten

1 großer Stängel Zitronengras, in kurze Stücke
   geschnitten (vertrocknete Blätter
   und welke Blattspitzen entfernen)

1 TL abgeriebene Limettenschale

2 TL frisch gepresster Limettensaft

720 g ausgelöste Jakobsmuscheln

Gemüse- oder Hühnerbrühe, Kokosmilch, Kokoswasser, Zwiebel, Knoblauch und Chilipaste in einen großen Topf geben und zum Köcheln bringen. Bei mittlerer Hitze 30 Minuten köcheln lassen.

Zwischendurch den Reis nach Packungsanweisung garen.

Ingwer und Zitronengras in die Brühe geben und das Ganze etwa 20 Minuten köcheln lassen, bis die Flüssigkeit auf rund 1 Liter reduziert ist. Die Brühe durch ein feines Sieb in einen sauberen Topf abgießen. Die im Sieb verbliebenen festen Bestandteile wegwerfen.

Abgeriebene Limettenschale sowie den Limettensaft zur Brühe geben und die Brühe zum Köcheln bringen. Die Jakobsmuscheln hinzufügen und etwa 2 Minuten garen, bis sie nicht mehr glasig wirken. Nicht zu lange garen, sonst wird das Muschelfleisch zäh (die genaue Garzeit hängt von der Größe der Muscheln ab).

Zum Servieren Muscheln, Brühe und Reis in tiefe Teller geben.

Nährwerte pro Portion: Brennwert 420 Kalorien; Fett 15 g (gesättigte Fette 12,3 g), Cholesterin 69 mg, Ballaststoffe 4 g, Proteine (Eiweiß) 38 g, Kohlenhydrate 37 g, Natrium 450 mg

Fleisch und Geflügel

Gegrillte Lammkoteletts mit Knoblauch und Kräutern

Phase 1: Entgiftung	4 Portionen
glutenfrei	Portion: 2 Lammlenden-
ohne Milchprodukte	koteletts à 120 g
eifrei	Ergibt: ca. 1 kg
	Vorbereitungszeit: 15 Minuten
	Marinierzeit: 2 bis 4 Stunden
	Garzeit: 10 Minuten

Lammkoteletts gehören zu den Klassikern für den Holzkohlen- oder Elektrogrill. Für dieses Rezept liefert das Lendenkotelettstück vom Lamm die dicken, saftigen Fleischscheiben. Man kann die Koteletts aber auch in einer Grillpfanne auf dem Herd braten. Die kräuterreiche Marinade verleiht dem Lammfleisch einen köstlichen, intensiven Geschmack.

8 ca. 4 cm dicke Lammlendenkoteletts à 120 g

Für die Marinade:
6 EL natives Olivenöl extra

4 EL Tamari (Original-Sojasauce)

2 EL frisch gepresster Zitronensaft

2 große Knoblauchzehen, geschält und grob zerkleinert

3 EL fein gehackte Rosmarinnadeln

1 EL zerkleinerte Thymianblättchen

1 EL zerkleinerte Minzeblätter

1 TL naturreines Salz

1 TL schwarzer Pfeffer aus der Mühle

Die Lammkoteletts kalt abspülen, trocken tupfen und nebeneinander in eine flache Auflaufform legen.

Die Zutaten für die Marinade in eine Schüssel geben und gründlich mischen. Die Marinade über die Lammkoteletts gießen. Die Koteletts so lange wenden, bis sie vollkommen mit Marinade überzogen sind, dann wieder in einer Schicht anordnen. Die Schüssel zudecken und 2 bis 4 Stunden in den Kühlschrank stellen.

Den Holzkohlen- oder Elektrogrill auf mittlere Hitze bringen.

Überschüssige Marinade von den Lammkoteletts abschütteln. Die Koteletts 6 Minuten grillen, dann wenden und weitere 4 Minuten grillen. So sind sie innen noch rosa (medium). Nach Belieben kann man sie auch etwas länger grillen, um sie durchzubraten.

Nährwerte pro Portion: Brennwert 510 Kalorien; Fett 30 g (gesättigte Fette 8,2 g), Cholesterin 182 mg, Ballaststoffe 0 g, Proteine (Eiweiß) 58 g, Kohlenhydrate 0 g, Natrium 480 mg

Orientalische Lammburger

Phase 1: Entgiftung	6 Portionen
glutenfrei	Portion: 1 Lammburger
ohne Milchprodukte	à 150 g
eifrei	Ergibt: 900 g
schnell	Vorbereitungszeit: 20 Minuten
	Garzeit: 10 bis 12 Minuten

Diese Burger voller frischer Kräuter und pikanter Gewürze schmecken gegrillt besonders gut. Ausgezeichnet dazu passt ein knackiger Blattsalat.

900 g mageres Lammhackfleisch
3 mittelgroße Schalotten, geschält und
    fein gewürfelt
½ mittelgroße rote Paprikaschote, entkernt
    und fein gewürfelt
4 EL fein zerkleinerte Petersilie
2 EL fein zerkleinertes Koriandergrün
2 TL schwarzer Pfeffer aus der Mühle
2 TL fein zerkleinerter Knoblauch
1 TL naturreines Salz
1 TL gemahlener Koriander
1 TL Paprikapulver (edelsüß)
½ TL gemahlener Kreuzkümmel
2 TL natives Olivenöl extra
    (bei Zubereitung in einer Grillpfanne)

Alle Zutaten – außer dem Olivenöl – in eine Schüssel geben und gründlich mischen, aber ohne die Masse zu kneten (am besten mit den Fingern locker durchmischen). Sechs etwa 2,5 cm dicke Burger formen.

Eine Grillpfanne erhitzen und mit Olivenöl ausstreichen oder den Holzkohlen- bzw. Elektrogrill auf mittlere Hitze bringen.

Die Lammburger auf jeder Seite 5 bis 6 Minuten grillen, wenn sie medium (innen noch rosa) sein sollen; zum Durchbraten etwas länger grillen.

Nährwerte pro Portion: Brennwert 244 Kalorien; Fett 14 g (gesättigte Fette 5,9 g), Cholesterin 91 mg, Ballaststoffe 1 g, Proteine (Eiweiß) 27 g, Kohlenhydrate 2 g, Natrium 415 mg

Hühnerbrust mit Ingwer-Kräuterkruste

Phase 1: Entgiftung	4 Portionen
glutenfrei	Portion: 1 Hühnerbrustfilet
ohne Milchprodukte	à 120 g
eifrei	Ergibt: 480 g
	Vorbereitungszeit: 20 Minuten
	Marinierzeit: 1 Stunde
	Garzeit: 10 Minuten

Die raffinierte Kräutermischung bildet eine leckere Kruste auf dem Hühnerfleisch. Ein paar Spritzer Zitronensaft runden den Genuss ab.

4 Hühnerbrustfilets à 120 g

Für die Kruste:
4 EL frisch gepresster Limettensaft
4 EL natives Olivenöl extra
1 EL geriebener frischer Ingwer
1 EL fein zerkleinerter Oregano
2 TL fein gehackte Rosmarinnadeln
2 mittelgroße Knoblauchzehen,
    geschält und fein zerkleinert
½ TL grob gemahlene Chiliflocken
½ TL naturreines Salz
½ TL schwarzer Pfeffer aus der Mühle

Außerdem:
Zitronenschnitze
1 TL Olivenöl
    (bei Zubereitung in einer Grillpfanne)

Die Hühnerbrustfilets kalt abspülen, gründlich trocken tupfen und in eine flache Schale nebeneinanderlegen.

Alle Zutaten für die Kruste in eine Schüssel geben und gründlich mischen. Die Mischung auf die Hühnerbrustfilets gießen und die Filets mehrmals darin wenden. Zum Marinieren die Schale mit Alufolie abdecken und 1 Stunde in den Kühlschrank stellen. (Hühnerfleisch nicht länger als 2 Stunden marinieren, weil sonst die Fleischstruktur beeinträchtigt wird.)

Eine Grillpfanne erhitzen und mit Olivenöl ausstreichen

oder den Holzkohlen- bzw. Elektrogrill auf mittlere Hitze bringen.

Die Hühnerbrustfilets auf jeder Seite 4 bis 5 Minuten grillen, bis sie durchgebraten sind (beim Einstechen mit einem spitzen Messer muss der herauslaufende Fleischsaft vollkommen klar sein). Die Garzeit hängt von der Dicke der Filets ab. Mit Zitronenschnitzen servieren.

Nährwerte pro Portion: Brennwert 203 Kalorien; Fett 6 g (gesättigte Fette 1,4 g), Cholesterin 94 mg, Ballaststoffe 0 g, Proteine (Eiweiß) 34 g, Kohlenhydrate 0 g, Natrium 202 mg

Schnitzel vom Huhn mit Kräuterpanade

Phase 1: Entgiftung	6 Portionen
glutenfrei	Portion: 1 Schnitzel à 150 g
ohne Milchprodukte	Ergibt: 900 g
eifrei	Vorbereitungszeit: 15 Minuten
	Marinierzeit: 1 Stunde
	Garzeit: 4 bis 5 Minuten
	pro Partie

Es ist kein Geheimnis, dass Hühnerfleisch bei zu langer Garzeit trocken wird. Dennoch muss man es durchgaren. Als Schnitzel vorbereitet und schnell gebraten, bleibt das Fleisch schön saftig. Dafür werden die Hühnerbrustfilets waagerecht nicht ganz durchgeschnitten, aufgeklappt und (um die Fleischfasern zu schonen) mit der glatten Seite des Fleischklopfers zu dünnen Schnitzeln geklopft.

6 Hühnerbrustfilets à 150 g,
   in ca. 6 mm dicke Schnitzel geklopft

Für die Panade
2 EL natives Olivenöl extra
2 TL fein gehackte Rosmarinnadeln
2 TL fein zerkleinerte Thymianblättchen
2 TL fein zerkleinerter Oregano
2 TL fein zerkleinerter Knoblauch
½ TL naturreines Salz
½ TL schwarzer Pfeffer aus der Mühle

Außerdem:
1 EL natives Olivenöl extra

Die Schnitzel kalt abspülen, gründlich trocken tupfen und in eine flache Schale legen.

Alle Zutaten für die Panade in eine Schüssel geben und gründlich mischen. Die Mischung auf die Schnitzel gießen und diese darin gründlich wenden. Zum Marinieren die Schale mit Alufolie abdecken und 1 Stunde in den Kühlschrank stellen. (Hühnerfleisch nicht länger als 2 Stunden marinieren, weil sonst die Fleischstruktur beeinträchtigt wird.)

Den Esslöffel Olivenöl in einer großen Pfanne bei mittlerer Hitze heiß werden lassen und die Schnitzel in Partien darin braten. Jedes Schnitzel auf beiden Seiten 2 Minuten braten. Die fertigen Schnitzel warm halten.

Nährwerte pro Portion: Brennwert 231 Kalorien; Fett 9 g (gesättigte Fette 1,5 g), Cholesterin 98 mg, Ballaststoffe 0 g, Proteine (Eiweiß) 35 g, Kohlenhydrate 1 g, Natrium 258 mg

Putenbrust-Bohnen-Chili

Phase 1: Entgiftung	8 Portionen
glutenfrei	Portion: ¼ l
ohne Milchprodukte	Ergibt: 2 l
eifrei	Vorbereitungszeit: 25 Minuten
	Garzeit: ca. 1 Stunde

Voller Geschmack und Schärfe steckt dieses Chili, das man zum Servieren mit Koriandergrün und roten Zwiebeln krönen sollte. Das Ancho-Chilipulver bekommen Sie in allen Läden, die Zutaten für die Tex-Mex-Küche führen.

80 ml natives Olivenöl extra

1 große Zwiebel, geschält und klein gewürfelt

2 große Knoblauchzehen, geschält
und fein zerkleinert

1 mittelgroße mittelscharfe Chilischote
(ideal: Sorte Jalapeño), entkernt und fein gewürfelt

900 g Putenbrusthackfleisch

1 TL naturreines Salz

2 Dosen ganze Tomaten

⅛ l Wasser

3 EL Ancho-Chilipulver

4 TL gemahlener Kreuzkümmel

1½ TL gemahlener Koriander

½ TL schwarzer Pfeffer aus der Mühle

¼ TL Rosenpaprika

2 EL fein zerkleinerter Oregano

1 Dose Kidneybohnen, abgegossen und abgespült

8 Maistortillas

Zum Garnieren (nach Belieben):
Koriandergrün, fein zerkleinert
rote Zwiebeln, in feine Ringe geschnitten
Frühlingszwiebeln, in feine Ringe geschnitten

Das Olivenöl in einem großen Schmortopf bei mittlerer Hitze heiß werden lassen. Die Zwiebeln hinzufügen und unter Rühren 3 bis 4 Minuten andünsten, bis sie glasig sind. Knoblauch und Chilischoten zugeben und 1 Minute weiterrühren.

Putenhackfleisch und Salz unterrühren und 5 Minuten garen, bis es nicht mehr rosa ist. Dabei das Hackfleisch mit einem Holzkochlöffel in »Flöckchen« teilen.

Die Tomaten mit der Hand zerquetschen und samt Saft hinzufügen. Wasser, Ancho-Chilipulver, Kreuzkümmel, Koriander, Pfeffer und Rosenpaprika gründlich unterrühren. Das Ganze unter gelegentlichem Rühren 30 Minuten sanft köcheln lassen.

Oregano und Bohnen unterheben und 20 bis 30 Minuten köcheln lassen, bis die Bohnen richtig heiß sind. Bei Bedarf oder nach Belieben das Chili mit etwas kochend heißem Wasser verdünnen.

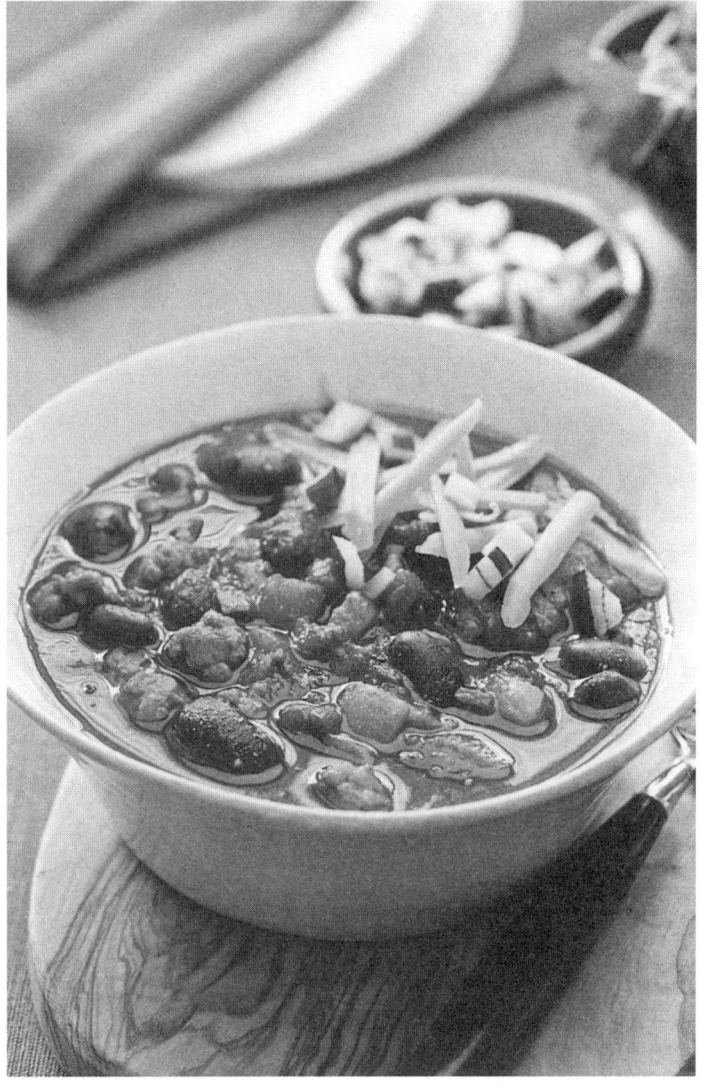

Die Maistortillas nach Anweisung auf der Packung im Backofen erwärmen.

Zum Servieren jeweils eine Portion des nach Belieben garnierten Chilis in eine Maistortilla einschlagen.

Nährwerte pro Portion: Brennwert 302 Kalorien; Fett 16 g (gesättigte Fette 3,3 g), Cholesterin 65 mg, Ballaststoffe 4 g, Proteine (Eiweiß) 26 g, Kohlenhydrate 14 g, Natrium 453 mg

Vegetarische Hauptgerichte

Marinierter Tofu mit asiatischem Gemüsesalat

Phase 1: Entgiftung	4 Portionen
glutenfrei	Portion: 1 Scheibe Tofu plus
ohne Milchprodukte	¼ l Salat
eifrei	Vorbereitungszeit: 10 Minuten
vegetarisch	Abtropf- und Marinierzeit:
	mindestens 1 Stunde
	Garzeit: 6 Minuten

Der Tofu ist durchtränkt mit asiatischen Aromen und bildet zusammen mit dem »Asiatischen Gemüsesalat« (Rezept Seite 100) eine köstliche kulinarische Komposition.

400 g fester Tofu (1 große Packung oder 2 x 200 g)
2 EL Tamari (Original-Sojasauce)

2 EL Reisweinessig
1 TL dunkles Sesamöl
½ TL Sambal Manis
    (thailändische rote Chilipaste)
2 EL helles Sesamöl
Asiatischer Gemüsesalat, Menge und
    Zubereitung gemäß Rezept Seite 100

Den 400-g-Tofu-Block senkrecht halbieren und die Hälften waagerecht halbieren (200-g-Blöcke nur halbieren). Ein Tablett, auf dem die vier Tofuscheiben bequem nebeneinanderpassen, mit einer dicken Lage Küchenpapier auslegen. Die Tofuscheiben nebeneinander daraufsetzen und mit einer dicken Lage Küchenpapier abdecken. Ein ungefähr gleich großes zweites Tablett oder Schneidebrett auflegen und beschweren (mit Konservendosen oder einer schweren Pfanne). Das Ganze mindestens 30 Minuten in den Kühlschrank stellen.

In der Zwischenzeit für die Marinade Tamari, Reisweinessig, dunkles Sesamöl und Sambal Manis in eine Schüssel geben und gründlich mischen.

Den Tofu aus dem Kühlschrank nehmen und sehr gründlich trocken tupfen. Die Tofuscheiben nebeneinander in eine flache Auflaufform legen und mit der Marinade übergießen. Zum Marinieren die Form mit Frischhaltefolie verschließen und mindestens 30 Minuten in den Kühlschrank stellen. Je länger der Tofu mariniert, desto intensiver nimmt er die Aromen auf.

Zum Braten des Tofus das helle Sesamöl in einer großen Pfanne bei mittlerer Hitze heiß werden lassen. Die Tofuscheiben nebeneinander hineinlegen (oder in Partien) und auf jeder Seite etwa 3 Minuten braten, bis sie knusprig braun sind.

Den Tofu heiß servieren und den asiatischen Gemüsesalat dazu reichen.

Nährwerte pro Portion: Brennwert 292 Kalorien; Fett 25 g (gesättigte Fette 3,6 g), Cholesterin 0 mg, Ballaststoffe 2 g, Proteine (Eiweiß) 9 g, Kohlenhydrate 11 g, Natrium 560 mg

Avocado-Bohnen-Burrito

Phase 1: Entgiftung   2 Portionen
glutenfrei   Portion: 1 Burrito
ohne Milchprodukte   Vorbereitungszeit: 15 Minuten
eifrei
vegetarisch
schnell

Burrito (span.: Eselchen) ist eine beliebte Tortilla-Variante. Dieser Avocado-Bohnen-Burrito ist ein köstliches, schnelles Mittagessen. Bohnenmus bekommen Sie übrigens in Läden, die Zutaten für die Tex-Mex-Küche führen.

Für die Füllung:

2 Hände voll in Streifen geschnittener Romanasalat
½ kleine Zwiebel, geschält und fein gewürfelt
½ mittelgroße Avocado, entsteint, geschält und klein
    gewürfelt

2 EL fein zerkleinertes Koriandergrün

4 EL Tomatensalsa
   (siehe Grundrezept Seite 180)

Außerdem:
8 EL Bohnenmus (Refried Beans)
2 Maistortillas

Die Zutaten für die Füllung in eine Schüssel geben und gründlich mischen. Auf jede Tortilla jeweils die Hälfte vom Bohnenmus streichen und jeweils die Hälfte der Füllung in einem Streifen in die Mitte setzen. Die Tortilla zusammenrollen.

Nährwerte pro Portion: Brennwert 288 Kalorien; Fett 15 g (gesättigte Fette 3,2 g), Cholesterin 0 mg, Ballaststoffe 9 g, Proteine (Eiweiß) 7 g, Kohlenhydrate 35 g, Natrium 379 mg

Grünkohl mit Pilzen und Bohnen

Phase 1: Entgiftung	6 Portionen
glutenfrei	Portion: 160 ml
ohne Milchprodukte	Ergibt: ca. 1 l
eifrei	Vorbereitungszeit: 30 Minuten
vegetarisch (bei Verwendung	Garzeit: 40 Minuten
von Gemüsebrühe)	

Kleine weiße Bohnen aus der Dose, zum Beispiel Cannelinibohnen, runden dieses herzhafte Kohlgericht ab. Es eignet sich als Hauptge-

richt genauso gut wie als Beilage. Für die gemischten Pilze nehmen Sie am besten frische Shiitake und Champignons.

2 EL natives Olivenöl extra

4 Schalotten, geschält und klein gewürfelt

1 Knoblauchzehe, geschält und fein gewürfelt

250 g gemischte Pilze, z. B. Shiitake und Champignons, Stängel entfernt, die Hüte gesäubert und in dicke Scheibe geschnitten

½ TL naturreines Salz

600 g Grünkohl, geputzt und in 1 cm breite Streifen geschnitten

120 ml salzarme Bio-Gemüse- oder Hühnerbrühe

170 g kleine weiße Bohnen (Cannelinibohnen) aus der Dose, abgegossen, abgespült und abgetropft

¼ TL schwarzer Pfeffer aus der Mühle

Einen Esslöffel Olivenöl in einem großen Topf bei mittlerer Hitze heiß werden lassen. Die Hälfte der Schalotten hinzufügen und unter Rühren 3 bis 4 Minuten andünsten, bis sie glasig sind. Die Hälfte des Knoblauchs zugeben und 1 bis 2 Minuten rühren, bis er duftet (er darf nicht braun werden).

Die Pilze und die Hälfte des Salzes unterrühren und etwa 6 Minuten garen, bis sie Flüssigkeit abgeben und leicht gebräunt sind. Den Topfinhalt auf einen Teller geben und beiseitestellen. Den Topf nicht säubern.

In den Topf das restliche Olivenöl geben und bei mittlerer Hitze heiß werden lassen. Die restlichen Schalotten hinzufügen und 3 bis 4 Minuten andünsten, bis sie glasig sind. Den Knoblauch unterrühren und 1 bis 2 Minuten rühren, bis er duftet.

Kohl, Brühe, das restliche Salz und die Hälfte des Pfeffers in den Topf geben. Den Kohl wenden, bis er zusammengefallen ist. Anschließend den Kohl – zugedeckt – unter mehrmaligem Durchrühren 25 Minuten garen, bis er weich ist.

Bohnen, Pilze und den restlichen Pfeffer unterheben und durchwärmen lassen.

Nährwerte pro Portion: Brennwert 119 Kalorien; Fett 5,4 g (gesättigte Fette 0,8 g), Cholesterin 0 mg, Ballaststoffe 3 g, Proteine (Eiweiß) 5 g, Kohlenhydrate 13 g, Natrium 208 mg

Linsensalat

Phase 1: Entgiftung	6 Portionen
glutenfrei	Portion: ⅛ l
ohne Milchprodukte	Ergibt: ¾ l
eifrei	Vorbereitungszeit: 20 Minuten
vegetarisch	Garzeit: 40 Minuten

Die Du-Puy-Linsen (kleine grüne Linsen) eignen sich wunderbar für Salate, da sie beim Garen ihre Form nicht verlieren und so einen angenehmen Biss haben. Damit das volle Aroma dieses Linsensalates zur Geltung kommt, sollten Sie ihn warm oder mindestens zimmerwarm servieren.

120 g Du-Puy-Linsen (kleine grüne Linsen),
   gewaschen und verlesen
1 Lorbeerblatt
1 Knoblauchzehe, geschält
¼ kleine Zwiebel
1 Stange Staudensellerie mit Blättern,
   in der Mitte durchgebrochen
½ TL naturreines Salz
1 kleine Möhre, geschält und
   fein gewürfelt
1 kleines Stück (ca. 30 g) frischer Fenchel,
   fein gewürfelt
1 kleine rote Zwiebel, geschält und
   fein gewürfelt
4 EL fein zerkleinerte Petersilie
2 TL fein zerkleinerter Oregano
1 TL fein gewürfelter Knoblauch
4 EL natives Olivenöl extra
2 EL frisch gepresster Limettensaft
½ TL schwarzer Pfeffer aus der Mühle

Linsen, Lorbeerblatt, Knoblauchzehe, Zwiebel und den Sellerie
in einen mittelgroßen Topf mit Wasser geben. Zum Köcheln
bringen und das Ganze 30 Minuten garen, bis die Linsen fast
weich sind, aber noch einen deutlich festen Biss haben. Die
Hälfte des Salzes hinzufügen. Etwa 10 Minuten weitergaren,
bis die Linsen richtig weich sind. Die Linsen abgießen. Lorbeerblatt, Knoblauchzehe und Sellerie entfernen.

Die Linsen in eine Schüssel geben. Möhren, Fenchel, rote Zwiebeln, Petersilie, Oregano und den gewürfelten Knoblauch hinzufügen und das Ganze mischen.

Für das Dressing Olivenöl, Limettensaft, Pfeffer sowie das restliche Salz in eine kleine Schüssel geben und gründlich mischen. Das Dressing über den Salat gießen und den Salat gründlich mischen.

Nährwerte pro Portion: Brennwert 190 Kalorien; Fett 10 g (gesättigte Fette 1,3 g), Cholesterin 0 mg, Ballaststoffe 5 g, Proteine (Eiweiß) 7 g, Kohlenhydrate 19 g, Natrium 170 mg

Meeresfrüchtesalat mit Limettendressing

Phase 1: Entgiftung	8 Portionen
glutenfrei	Portion: ¼ l
ohne Milchprodukte	Ergibt: 2 l
eifrei	Vorbereitungszeit: 30 Minuten
	Einweichzeit: 6 Stunden
	Garzeit: 1½ Stunden

Auch wenn die Zubereitung dieses Salates viel Zeit kostet, lohnt sich der Aufwand. Die Meeresfrüchte können Sie nach Ihrem persönlichen Geschmack variieren. Auf jeden Fall eignet sich der Salat für alle möglichen Gelegenheiten, sei es als Vorspeise, Snack, Hauptgericht oder Partysalat. Die Venusmuscheln müssen Sie etwa sechs Stunden einweichen, um allen Sand und Schmutz zu entfernen.

Für den Salat:

18 kleine Venusmuscheln, eingeweicht
und abgegossen
450 g Miesmuscheln, in reichlich Wasser
gewaschen und Bärte entfernt
1 TL naturreines Salz
6 schwarze Pfefferkörner
1 Lorbeerblatt
450 g geschälte große Garnelen,
Darm entfernt
450 g ausgelöste Jakobsmuscheln,
gewaschen
900 g ganze Tintenfische, geputzt,
den Körper in ca. 5 mm dicke Ringe geschnitten,
die Tentakel halbiert
1 große Stange Staudensellerie, fein gewürfelt
10 entsteinte schwarze Oliven, geviertelt
5 entsteinte grüne Oliven, geviertelt
1 Portion geröstete Paprikaschote
(siehe Rezept, Seite 163), gewürfelt

Für das Dressing:

4 EL frisch gepresster Limettensaft
1 mittelgroße Knoblauchzehe, geschält
und fein zerkleinert
1 EL fein zerkleinerter Oregano
½ TL schwarzer Pfeffer aus der Mühle
180 ml natives Olivenöl extra

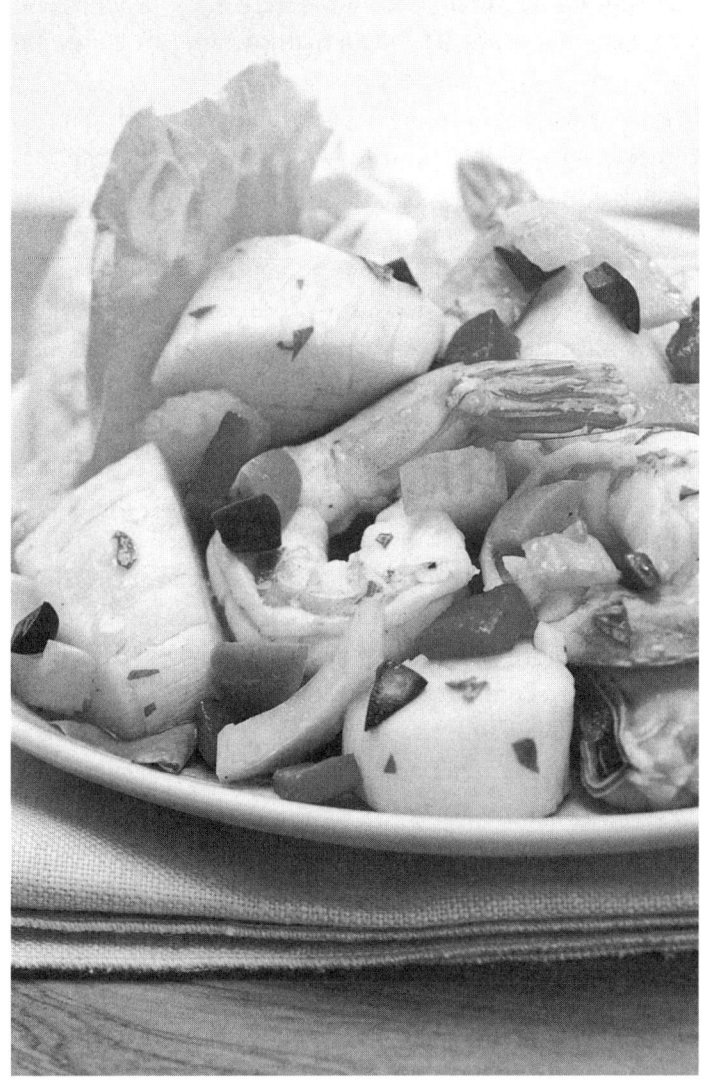

Alle Venus- und Miesmuscheln wegwerfen, die geöffnet sind oder sich nicht schließen, wenn man sie mit dem Finger antippt, oder deren Schalen beschädigt sind.

Etwa 2 Liter Wasser in einen großen Topf füllen. Salz, Pfefferkörner und Lorbeerblatt hinzufügen. Das Wasser zum Kochen bringen. Die Garnelen zugeben und 2 bis 3 Minuten garen, bis sie rosa und durchgegart sind. Die Garnelen mit einem Sieblöffel herausnehmen und in eine große Schüssel geben.

Das Wasser erneut zum Kochen bringen. Die Jakobsmuscheln hinzufügen und 2 Minuten garen, bis das Muschelfleisch nicht mehr glasig wirkt. Herausnehmen und in die große Schüssel zu den Shrimps geben.

Wiederum das Wasser zum Kochen bringen. Die Tintenfische hinzufügen und 1 Minute garen. Herausnehmen und ebenfalls in die große Schüssel geben.

Die Venusmuscheln mit 4 Esslöffeln Wasser in einen sauberen Topf geben und – fest zugedeckt – garen, bis sie sich geöffnet haben. Alle noch geschlossenen Muscheln wegwerfen! Die Muscheln mit dem Sieblöffel herausnehmen (die Flüssigkeit nicht weggießen) und etwas abkühlen lassen. Anschließend aus den Schalen lösen und in die große Schüssel zu den anderen Meeresfrüchten geben.

Im selben Topf die Miesmuscheln fest zugedeckt garen, bis sie sich geöffnet haben. Alle noch geschlossenen Muscheln wegwerfen. Herausnehmen und etwas abkühlen lassen. Anschließend aus den Schalen lösen und in die große Schüssel geben.

Sellerie, schwarze und grüne Oliven sowie die geröstete Paprika unter die Meersfrüchte mischen.

Für das Dressing Limettensaft, Knoblauch, Oregano und Pfeffer in eine Schüssel geben und mischen. Das Olivenöl langsam zugießen und dabei kräftig mit dem Schneebesen schlagen, bis das Dressing eine leicht sämige Konsistenz angenommen hat.

Zwei Drittel des Dressings über den Meeresfrüchtesalat gießen. Den Salat vorsichtig mischen und 2 Stunden bei Zimmertemperatur durchziehen lassen. Den Salat mit dem restlichen Dressing und eventuell zusätzlichem Pfeffer abschmecken. Anschließend sofort servieren.

Nährwerte pro Portion: Brennwert 485 Kalorien; Fett 27 g (gesättigte Fette 4 g), Cholesterin 416 mg, Ballaststoffe 1 g, Proteine (Eiweiß) 49 g, Kohlenhydrate 10 g, Natrium 259 mg

Pastasalat mit Pesto

Phase 1: Entgiftung	2 Portionen
glutenfrei	Portion: ½ l
ohne Milchprodukte	Ergibt: 1 l
eifrei	Vorbereitungszeit: 20 Minuten
vegetarisch	Garzeit: 15 Minuten
	Ruhezeit: 2 bis 3 Stunden

Pasta und Pesto sind eine klassische Kombination, die köstlich schmeckt und satt macht. Diesen Salat können Sie in vollen Zügen genießen, so lange Sie auf die Zutaten achten. Das bedeutet, dass Sie andere Nudeln als die gewohnten nehmen müssen, um das weiße Mehl zu umgehen – dies ist in der Entgiftungsphase wichtig!

*Gut geeignet sind Sojanudeln, die es im Reformhaus und in Biolä-
den gibt. Man kann auch Harusame (japanische Glasnudeln aus
Mungbohnenstärke) verwenden. Das Pesto hält sich ein paar Tage
im Kühlschrank.*

Für das Pesto:

40 g Pinienkerne

2 große Hände voll (ca. 120 g) Basilikumblätter

3 Knoblauchzehen, geschält und durch die Knoblauchpresse gedrückt

2 EL natives Olivenöl extra

4 EL frisch gepresster Zitronensaft

1 Prise naturreines Salz

1 Prise schwarzer Pfeffer aus der Mühle

Für den Salat:

180 g Brokkoliröschen

180 g Blumenkohlröschen

1 mittelgroße rote Paprikaschote, entkernt und in kurze, feine Streifen geschnitten

1 große Möhre, geschält und in feine Scheiben geschnitten

120 g Sojanudeln

Die Zutaten für das Pesto in den Mixer geben und in Intervallen glatt pürieren.

Die vier Gemüsesorten in eine große Schüssel geben.

Die Sojanudeln nach Packungsanweisung bissfest garen.

Beim Abgießen das kochend heiße Nudelwasser in die Schüssel mit dem Gemüse schütten, um dieses zu blanchieren. Nach etwa 3 Minuten das Wasser abgießen und die Gemüse abtropfen lassen.

Gemüse, Nudeln und 2 gehäufte Esslöffel Pesto in eine Schüssel geben und gründlich mischen. Den Salat zum Durchziehen 2 bis 3 Stunden in den Kühlschrank stellen.

Den Rest vom Pesto in ein Schraubglas füllen und im Kühlschrank aufbewahren.

Nährwerte pro Portion: Brennwert 100 Kalorien; Fett 10 g (gesättigte Fette 3,7 g), Cholesterin 0 mg, Ballaststoffe 1 g, Proteine (Eiweiß) 2 g, Kohlenhydrate 3 g, Natrium 1 mg

Schwarze Augenbohnen à la Cajun

Phase 1: Entgiftung	4 Portionen
glutenfrei	Portion: ½ l
ohne Milchprodukte	Ergibt: 2 l
eifrei	Vorbereitungszeit: 15 Minuten
vegetarisch	Garzeit: 30 Minuten

Viele Gerichte der Cajun-Küche – die traditionellen Speisen der französischstämmigen Einwanderer im US-Bundesstaat Louisiana – sind international bekannt. Auf solch einem Cajun-Rezept basiert dieses Gericht aus den hellen Bohnen mit dem schwarzen Auge (daher Schwarze Augenbohnen). Bei den Cajun gilt es als Glück bringendes Neujahrsessen. Cayennepfeffer verleiht dem Gericht einen pikant-

würzigen Geschmack. Da der Cayennepfeffer zu den entgiftenden Würzmitteln zählt, sollten Sie ihn häufiger nutzen. Ohne Beilagen eignen sich die Augenbohnen à la Cajun gut als einfaches Mittagessen. Für eine noch üppigere Mahlzeit können Sie die Bohnen mit Naturreis servieren.

1 EL natives Olivenöl extra

7 Frühlingszwiebeln, in 1 cm breite Ringe
  geschnitten

1 kleine rote Zwiebel, geschält und gewürfelt

2 Knoblauchzehen, geschält und fein gewürfelt

4 kleine mittelscharfe grüne Chilischoten, entkernt
  und fein gewürfelt

180 ml salzarme Bio-Gemüsebrühe

2 Dosen Schwarze Augenbohnen, abgegossen
  und abgespült

1 EL frisch gepresster Zitronensaft

½ TL Cayennepfeffer

1 kräftige Prise grob gemahlene Chiliflocken

1 TL naturreines Salz (nach Belieben weniger)

3 EL fein zerkleinertes Koriandergrün

Das Olivenöl in einem großen Topf bei mittlerer Hitze heiß werden lassen. Frühlingszwiebeln, rote Zwiebeln, Knoblauch und die gewürfelten Chilischoten hinzufügen und 2 bis 3 Minuten andünsten, bis der Knoblauch duftet.

Die Brühe zugießen und zum Köcheln bringen. Die restlichen Zutaten unterrühren. Das Ganze erneut zum Köcheln bringen und unter gelegentlichem Rühren 20 bis 25 Minuten leicht köcheln lassen, bis die Bohnen weich sind.

Das Gericht kann warm oder kalt serviert werden.

Nährwerte pro Portion: Brennwert 178 Kalorien; Fett 4 g (gesättigte Fette 0 g), Cholesterin 0 mg, Ballaststoffe 7 g, Proteine (Eiweiß) 10 g, Kohlenhydrate 28 g, Natrium 322 mg

Gemüse-Kokos-Curry

Phase 1: Entgiftung	4 Portionen
glutenfrei	Portion: ¼ l
ohne Milchprodukte	Ergibt: 1 l
eifrei	Vorbereitungszeit: 15 Minuten
vegetarisch	Garzeit: 30 Minuten

Dieser Eintopf ist eine delikate Möglichkeit, Gemüse mit den gesunden gesättigten Fetten der Kokosnuss zu verbinden. Das Gericht schmeckt sowohl warm als auch kalt.

1 EL natives Olivenöl extra
2 mittelscharfe grüne Chilischoten, entkernt und
    fein gewürfelt
2 mittelgroße rote Zwiebeln, geschält und gewürfelt
1 Knoblauchzehe, geschält und zerkleinert
2 TL geriebener frischer Ingwer
1 kleine Möhre, in dünne Scheiben geschnitten
1 Stange Staudensellerie, gewürfelt

1 kleiner Blumenkohl, in Röschen zerteilt
¼ l salzarme Bio-Gemüsebrühe
¼ TL gemahlener Kreuzkümmel
¼ TL Currypulver
¼ TL Cayennepfeffer
½ TL naturreines Salz
4 EL ungesüßte Kokosmilch
1 EL frisch gepresster Zitronensaft
1 EL fein zerkleinertes Koriandergrün

Das Olivenöl in einer großen Pfanne bei mittlerer Hitze heiß werden lassen. Chilischoten, Zwiebeln, Knoblauch, Ingwer, Möhren und Sellerie hinzufügen und unter mehrfachem Wenden 8 bis 10 Minuten braten, bis das Gemüse weich ist.

Blumenkohl, Brühe, Kreuzkümmel, Currypulver, Cayennepfeffer und Salz unterheben und das Ganze zum Köcheln bringen. Die Gemüsemischung unter gelegentlichem Rühren 10 bis 15 Minuten leicht köcheln lassen, bis der Blumenkohl weich ist.

Kokosmilch, Zitronensaft und Koriandergrün unterrühren. Das Ganze nochmals 3 bis 5 Minuten köcheln lassen, bis die Flüssigkeit reduziert und etwas eingedickt ist.

Das Gericht kann warm oder kalt serviert werden.

Nährwerte pro Portion: Brennwert 134 Kalorien; Fett 9 g (gesättigte Fette 3 g), Cholesterin 0 mg, Ballaststoffe 4 g, Proteine (Eiweiß) 3 g, Kohlenhydrate 12 g, Natrium 338 mg

Chili aus dreierlei Hülsenfrüchten

Phase 1: Entgiftung	4 Portionen
glutenfrei	Portion: ⅜ l
ohne Milchprodukte	Ergibt: 1½ l
eifrei	Vorbereitungszeit: 10 Minuten
vegetarisch	Garzeit: 60 Minuten
	Ruhezeit: mehrere Stunden

Dieses Chili schmeckt am besten, wenn es gut durchgezogen ist. Daher sollten Sie das Gericht am Vortag zubereiten. Das Rezept bietet Ihnen die Gelegenheit, mit dreierlei Hülsenfrüchten reichlich sekundäre Pflanzenstoffe aufzunehmen.

1 EL natives Olivenöl
1 kleine Zwiebel, geschält und gewürfelt
1 Knoblauchzehe, geschält und zerkleinert
1 kleine Stange Staudensellerie, klein gewürfelt
4 mittelscharfe grüne Chilischoten,
    entkernt und fein gewürfelt
½ l salzarme Bio-Gemüsebrühe
190 g Schwarze Augenbohnen aus der Dose,
    abgegossen und abgespült
120 g Kichererbsen aus der Dose, abgegossen
    und abgespült
100 g Dicke weiße Bohnen aus der Dose,
    abgegossen und abgespült
1 EL Chilipulver
¼ TL fein zerkleinerte Petersilie

¼ TL fein zerkleinerte Thymianblättchen
½ TL gemahlener Kreuzkümmel
1 Prise Cayennepfeffer
¼ TL naturreines Salz

Das Olivenöl in einem großen Topf bei mittlerer Hitze heiß werden lassen. Zwiebeln, Knoblauch, Sellerie und Chilischoten hinzufügen und unter Rühren 5 bis 7 Minuten andünsten.

Die Brühe zugießen und kurz rühren. Alle restlichen Zutaten zugeben und das Ganze – zugedeckt – etwa 1 Stunde köcheln lassen, bis die Hülsenfrüchte weich sind und die Flüssigkeit eingedickt ist.

Das Chili abkühlen und mehrere Stunden im Kühlschrank durchziehen lassen. Eine halbe Stunde vor dem Servieren herausnehmen, damit das Chili Zimmertemperatur annehmen kann.

Nährwerte pro Portion: Brennwert 112 Kalorien; Fett 3 g (gesättigte Fette 0 g), Cholesterin 0 mg, Ballaststoffe 4 g, Proteine (Eiweiß) 5 g, Kohlenhydrate 17 g, Natrium 545 mg

Gemüsecurry mit Kichererbsen

Phase 1: Entgiftung	4 Portionen
glutenfrei	Portion: ¼ l
ohne Milchprodukte	Ergibt: 1 l
eifrei	Vorbereitungszeit: 25 Minuten
vegetarisch	Garzeit: 35 Minuten

Die Kichererbsen dicken das Curry an und verleihen ihm eine nussartige Note. Für eine üppigere Mahlzeit können Sie Naturreis dazu reichen.

1 EL natives Olivenöl extra

2 mittelgroße weiße Zwiebeln geschält und gewürfelt

2 kleine mittelscharfe grüne Chilischoten, entkernt und fein gewürfelt

1–2 Knoblauchzehen, geschält und fein gewürfelt

2 EL geriebener frischer Ingwer

1 kleine Möhre, geschält und in feine Scheiben geschnitten

1 Stange Staudensellerie, klein gewürfelt

200 g Blumenkohlröschen

1 Dose Kichererbsen, abgegossen und abgespült

¼ l salzarme Bio-Gemüsebrühe

1 TL Currypulver

½ TL gemahlener Kreuzkümmel

1 kräftige Prise Cayennepfeffer

1½ TL naturreines Salz

4 EL ungesüßte Kokosmilch

1 EL frisch gepresster Zitronensaft

1 TL fein zerkleinertes Koriandergrün

Das Olivenöl in einem großen Topf bei mittlerer Hitze heiß werden lassen. Zwiebeln, Chilischoten, Knoblauch, Ingwer, Möhren, Sellerie hinzufügen und unter gelegentlichem Rühren 8 bis 10 Minuten garen, bis alles weich ist.

Blumenkohl, Kichererbsen, Brühe, Currypulver, Kreuzkümmel, Cayennepfeffer und Salz zugeben. Das Ganze zum Köcheln bringen und 20 Minuten sanft köcheln lassen. Kokosmilch, Zitronensaft und Koriandergrün unterrühren und weitere 3 bis 5 Minuten köcheln lassen, bis die Flüssigkeit eindickt.

Das Gericht kann warm oder kalt serviert werden.

Nährwerte pro Portion: Brennwert 209 Kalorien; Fett 11 g (gesättigte Fette 5 g), Cholesterin 0 mg, Ballaststoffe 6 g, Proteine (Eiweiß) 7 g, Kohlenhydrate 22 g, Natrium 495 mg

Beilagen

Brokkoliröschen mit Oliven

Phase 1: Entgiftung	8 Portionen
glutenfrei	Portion: 90 g
ohne Milchprodukte	Ergibt: 720 g
eifrei	Vorbereitungszeit: 20 Minuten
vegetarisch	Garzeit: 15 Minuten

Brokkoli und Oliven sind eine köstliche Kombination, deren Geschmack durch Knoblauch und abgeriebene Zitronenschale noch raffinierter wird.

800 g Brokkoli (ohne den verholzten Strunkteil)
2 EL natives Olivenöl, extra
1 TL naturreines Salz

1 Knoblauchzehe, geschält und fein gewürfelt

1 Prise grob gemahlene Chiliflocken

8 große entsteinte schwarze Oliven,
    in Scheiben geschnitten

1 EL fein zerkleinerte Petersilie

¼ TL abgeriebene Zitronenschale

Den Brokkoli in Röschen zerteilen. Die weichen Strunkteile schälen und in 1 Zentimeter große Würfel schneiden. Eine Schüssel mit Eiswasser bereitstellen.

Reichlich Wasser mit der Hälfte des Salzes in einem großen Topf zum sprudelnden Kochen bringen. Den Brokkoli hinzufügen und 2 Minuten garen, bis er gerade bissfest ist. Vorsicht abgießen, damit die Röschen nicht beschädigt werden, und sofort kurz ins Eiswasser legen. Wiederum vorsichtig in ein Sieb abgießen. Kurz beiseitestellen.

Das Olivenöl in einem großen Topf bei mittlerer Hitze heiß werden lassen. Den Knoblauch hinzufügen und unter Rühren 1 Minute andünsten, bis er ein wenig Farbe angenommen hat.

Brokkoli, Chiliflocken und das restliche Salz zugeben und unter Wenden 2 bis 3 Minuten garen.

Oliven, Petersilie und die abgeriebene Zitronenschale unterheben. Das Ganze ein paar Mal vorsichtig wenden, bis die Oliven durchgewärmt sind. Warm servieren.

Nährwerte pro Portion: Brennwert 62 Kalorien; Fett 5,5 g (gesättigte Fette 0,75 g), Cholesterin 0 mg, Ballaststoffe 1 g, Proteine (Eiweiß) 1 g, Kohlenhydrate 2,5 g, Natrium 245 mg

Edamame mit gegrilltem Mais

Phase 1: Entgiftung	6 Portionen
glutenfrei	Portion: ⅛
ohne Milchprodukte	Ergibt: ¾ l
eifrei	Vorbereitungszeit: 25 Minuten
vegetarisch	Garzeit: 5 bis 10 Minuten
schnell	

Edamame sind junge, grüne Sojabohnen. Man pflückt sie, bevor sie braun und hart werden. Viele Asialäden führen sie geschält und ungeschält als Tiefkühlkost. Mit frischem, jungem Mais schmecken sie am besten.

160 g geschälte Edamame
(frische Sojabohnenkerne)
1 Prise naturreines Salz
3 frische Maiskolben, Blätter und Fäden entfernt
1 Portion geröstete Paprikaschoten
(siehe Rezept Seite 163),
in kleine Stücke geschnitten
½ weiße Zwiebel, geschält und fein gewürfelt
4 EL fein zerkleinertes Koriandergrün

Für das Dressing:
2 EL Limettensaft
1 TL abgeriebene Limettenschale
1 kleine Knoblauchzehe, geschält und fein zerkleinert
½ TL naturreines Salz

½ TL schwarzer Pfeffer aus der Mühle

2 EL natives Olivenöl extra

Eine Schüssel mit Eiswasser bereitstellen.

Etwa 1 Liter Wasser mit etwas Salz in einem Topf zum Kochen bringen. Die Edamame hinzufügen und 3 bis 4 Minuten garen, bis die Bohnen bissfest sind. Abgießen und sofort kurz ins Eiswasser legen. In ein Sieb abgießen, trocken schütteln und in eine Schüssel geben.

Den Holzkohlen- oder Elektrogrill auf mittlere Hitze bringen. Die Maiskolben unter häufigem Wenden etwa 3 Minuten grillen, bis sie gebräunt sind. Abkühlen lassen.

Die Maiskörner von den Kolben lösen und zu den Edamame geben. Paprikaschoten und Zwiebeln untermischen.

Die Zutaten für das Dressing in eine kleine Schüssel geben, dabei das Olivenöl langsam zugießen und mit dem Schneebesen kräftig schlagen, bis das Dressing eine leicht sämige Konsistenz angenommen hat.

Das Dressing über die Edamame-Mais-Mischung gießen und das Ganze gründlich mischen. Zum Schluss das Koriandergrün unterheben.

Nährwerte pro Portion: Brennwert 122 Kalorien; Fett 6 g (gesättigte Fette 0,8 g), Cholesterin 0 mg, Ballaststoffe 2 g, Proteine (Eiweiß) 5 g, Kohlenhydrate 14 g, Natrium 191 mg

Gegrillter Spargel mit Knoblauch und Petersilie

Phase 1: Entgiftung	4 Portionen
glutenfrei	Portion: 125 g
ohne Milchprodukte	Ergibt: 500 g
eifrei	Vorbereitungszeit: 15
vegetarisch	Garzeit: 5 bis 10 Minuten
schnell	

Wenn der Spargel Saison hat, sollte man zugreifen. Dies ist eine Beilage, bei der die Kombination aus Knoblauch, Petersilie und abgeriebener Zitronenschale dem Spargel zusätzlich eine wundervolle aromatische Note verleiht.

2 mittelgroße Knoblauchzehen, geschält und
   fein gewürfelt
2 TL fein zerkleinerte Petersilie
1 TL abgeriebene Zitronenschale
2 EL natives Olivenöl extra
500 g frischer Spargel, geschält,
   holzige Stielenden entfernt
½ TL naturreines Salz
½ TL schwarzer Pfeffer aus der Mühle

Für die Würzmischung Knoblauch, Petersilie und die abgeriebene Zitronenschale in eine kleine Schüssel geben und mischen.

Eine Grillpfanne mit 1 Teelöffel Olivenöl ausstreichen und bei mittlerer Hitze heiß werden lassen.

Die Spargelstangen mit dem restlichen Olivenöl bestreichen, salzen und pfeffern. Den Spargel nebeneinander in die Pfanne legen und unter Wenden etwa 10 Minuten grillen, bis alle Stangen goldbraun, aber noch bissfest ist (die Garzeit hängt von der Dicke der Spargelstangen ab).

Den Spargel auf einer Platte anrichten und mit der Würzmischung bestreuen.

Nährwerte pro Portion: Brennwert 79 Kalorien; Fett 7,5 g (gesättigte Fette 1 g), Cholesterin 0 mg, Ballaststoffe 1 g, Proteine (Eiweiß) 1 g, Kohlenhydrate 3 g, Natrium 248 mg

Gebackener Kürbis mit Schalotten und Knoblauch

Phase 1: Entgiftung	8 Portionen
glutenfrei	Portion: ca. 160 ml
ohne Milchprodukte	Ergibt: ca. 1,3 l
eifrei	Vorbereitungszeit: 20 Minuten
vegetarisch	Garzeit: 40 bis 45 Minuten

Das im Ofen zubereitete Kürbisfleisch ist innen butterweich und außen leicht kross. Der angeröstete Knoblauch schmeckt leicht süß und passt wunderbar zu Schalotten und Kürbis.

Für die Kürbis-Schalotten-Mischung
1 mittelgroßer (1,2–1,5 kg) Butternutkürbis, geschält, entkernt und in 2,5 cm große Würfel geschnitten
4 große Schalotten, geschält und halbiert

1 EL fein zerkleinerte Rosmarinnadeln
1 TL fein zerkleinerte Thymianblättchen
¾ TL naturreines Salz
½ TL schwarzer Pfeffer aus der Mühle
3 EL natives Olivenöl extra

Für den Knoblauch:
1 mittelgroße Knolle Knoblauch
1 TL natives Olivenöl extra
1 Prise naturreines Salz
1 Prise schwarzer Pfeffer aus der Mühle

Den Backofen auf 200 °C vorheizen.

Alle Zutaten für die Kürbis-Schalotten-Mischung auf ein Backblech geben, gründlich mischen und in einer Schicht ausbreiten.

Von der Knoblauchknolle das obere Drittel waagerecht abschneiden. Auf die sichtbar gewordenen Knoblauchzehen das Olivenöl träufeln, außerdem etwas Salz und Pfeffer daraufstreuen. Die Knolle fest in Alufolie einwickeln und auf das Blech setzen.

Die Kürbis-Schalotten Mischung mit dem Knoblauch 20 Minuten im vorgeheizten Ofen backen. Dann die Mischung vorsichtig wenden und weitere 20 bis 25 Minuten backen, bis der Kürbis weich und leicht gebräunt ist.

Die Alufolie vom Knoblauch entfernen und die Knoblauchzehen aus ihren Schalen lösen (Vorsicht, heiß!). Die Zehen unter das Kürbis-Schalotten-Gemüse mischen. Warm servieren.

Nährwerte pro Portion: Brennwert 124 Kalorien; Fett 6 g (gesättigte Fette 0,9 g), Cholesterin 0 mg, Ballaststoffe 3 g, Proteine (Eiweiß) 2 g, Kohlenhydrate 18 g, Natrium 186 mg

Rosenkohl aus der Pfanne

Phase 1: Entgiftung	4 Portionen
glutenfrei	Portion: 125 g
ohne Milchprodukte	Ergibt: 500 g
eifrei	Vorbereitungszeit: 10 Minuten
vegetarisch	Garzeit: 10 Minuten
schnell	

Das ist eine einfache, delikate Zubereitungsmethode für den »Mini-Kohl«.

2 EL natives Olivenöl extra
500 g Rosenkohl, geputzt und halbiert
½ TL naturreines Salz
¼ TL schwarzer Pfeffer aus der Mühle
80 Milliliter Wasser
½ TL abgeriebene Zitronenschale

Das Olivenöl in einer Pfanne (mit Deckel) bei mittlerer Hitze heiß werden lassen. Rosenkohl, Salz und Pfeffer hinzufügen und 2 bis 3 Minuten unter Rühren garen, bis der Rosenkohl beginnt zu bräunen. Das Wasser zugießen, den Deckel fest auflegen und den Rosenkohl 4 bis 5 Minuten garen, bis er fast weich ist.

Den Pfannendeckel abnehmen und die Hitze verstärken. Den Rosenkohl unter mehrmaligem Wenden garen, bis er gebräunt und alle Flüssigkeit verdunstet ist.

Zum Servieren den Rosenkohl mit der abgeriebenen Zitronenschale bestreuen.

Nährwerte pro Portion: Brennwert 107 Kalorien; Fett 7 g (gesättigte Fette 1 g), Cholesterin 0 mg, Ballaststoffe 4 g, Proteine (Eiweiß) 3 g, Kohlenhydrate 9 g, Natrium 266 mg

Ratatouille

Phase 1: Entgiftung	8 Portionen
glutenfrei	Portion: ⅛ l
ohne Milchprodukte	Ergibt: 1 l
eifrei	Vorbereitungszeit: 30 Minuten
vegetarisch	Garzeit: 1½ Stunden

Bei diesem Rezept erhält das klassische Ratatouille aus Auberginen, Zucchini, roten Paprikaschoten und Tomaten durch die frischen Kräuter, die erst zum Schluss hinzugefügt werden, ein besonders feines Aroma. Sie können das Gericht heiß oder zimmerwarm servieren und ein Tröpfchen Olivenöl darüber träufeln. Noch aromatischer schmeckt das Ratatouille, wenn man es am Vortag zubereitet und über Nacht durchziehen lässt. Reste lassen sich gut als Füllung für ein Frühstücksomelett verwenden (siehe Rezept »Ratatouille-Omelett«, Seite 251).

1 mittelgroße Aubergine (ca. 350 g),
   in 2 cm große Würfel geschnitten
¾ TL naturreines Salz
4 EL natives Olivenöl extra
2 mittelgroße Zwiebeln, geschält und fein gewürfelt
2 Knoblauchzehen, geschält und fein gewürfelt
1 große (ca. 350 g) rote Paprikaschote, entkernt
   und in 2 cm große Stücke geschnitten
2 kleine Zucchini (ca. 350 g), Enden entfernt,
   Fruchtfleisch in 2 cm große Würfel geschnitten
400 g Fleischtomaten, gewürfelt
1 großer Thymianzweig
½ TL schwarzer Pfeffer aus der Mühle
30 g Basilikumblätter, in feine Streifen geschnitten
4 EL fein zerkleinerte Petersilie

Ein Sieb in eine Schüssel hängen. Um die Bitterstoffe zu entfernen, die Auberginenwürfel in das Sieb geben und mit einem viertel Teelöffel Salz bestreuen. Mit einer dicken Lage Küchenpapier bedecken und mit einem ins Sieb passenden Teller beschweren. Den Teller so fest wie möglich nach unten drücken. Etwa 30 Minuten stehen lassen, dann die Auberginen abspülen und trocken tupfen.

In der Zwischenzeit 2 Esslöffel Olivenöl in einer Pfanne bei mittlerer Hitze heiß werden lassen. Die Zwiebeln mit einem viertel Teelöffel Salz hinzufügen und unter Rühren etwa 3 Minuten andünsten, bis sie glasig sind. Den Knoblauch zugeben und 1 bis 2 Minuten rühren, bis er leicht gebräunt ist. Zwiebeln und Knoblauch mit Hilfe eines Sieblöffels herausnehmen und in einen großen Schmortopf geben. (Die Pfanne bis zum Schluss nicht säubern.)

Knapp 1 Esslöffel Olivenöl in die Pfanne geben und heiß werden lassen. Die Paprikaschoten hinzufügen und unter gelegentlichem Rühren etwa 7 Minuten garen, bis sie beginnen zu bräunen. Ebenfalls mit Hilfe des Sieblöffels in den Schmortopf geben.

Die Zucchini zugeben und unter Rühren 4 Minuten andünsten. Ebenfalls mit Hilfe des Sieblöffels in den Schmortopf geben.

Das restliche Olivenöl in die Pfanne geben und heiß werden lassen. Die Auberginen zugeben und unter gelegentlichem Rühren leicht bräunen, dann zum restlichen Gemüse geben.

Die Tomaten in die Pfanne geben und rühren, bis sie beginnen zusammenzufallen, dabei alles Angesetzte mit einem Holzlöffel vom Pfannenboden lösen.

Tomaten, Thymianzweig und Pfeffer zu der Gemüsemischung in den Schmortopf geben. Das Ganze zum Köcheln bringen und 45 Minuten – zugedeckt – köcheln lassen, dabei mehrmals umrühren.

Den Deckel abnehmen und das Ratatouille weitere 15 Minuten garen, bis alle Gemüsesorten weich sind und die Sauce sämig ist. Vom Herd nehmen und sofort Basilikum sowie Petersilie unterheben.

Das Ratatouille heiß oder zimmerwarm servieren.

Nährwerte pro Portion: Brennwert 119 Kalorien; Fett 9,3 g (gesättigte Fette 1,4 g), Cholesterin 2 mg, Ballaststoffe 4 g, Proteine (Eiweiß) 3 g, Kohlenhydrate 12 g, Natrium 267 mg

Geröstete Paprikaschoten

Phase 1: Entgiftung	4 Portionen
glutenfrei	Portion: ⅛ l
ohne Milchprodukte	Ergibt: ½ l
eifrei	Vorbereitungszeit: 15 Minuten
vegetarisch	Garzeit: 10 Minuten
	Marinierzeit: 5 Tage

Seien es die zierlichen Chilischoten oder die stattlichen Schoten der Gemüsepaprika, alle Vertreter der Gattung Paprika können Sie nach Rezept rösten, unabhängig von Form und Farbe. Bei dem vielseitig einsetzbaren Klassiker, den gerösteten roten Paprikaschoten, verstärkt der Röstvorgang den mild-süßlichen Geschmack und erzeugt ein feines Röstaroma.

4 mittelgroße rote Paprikaschoten
   à ca. 180 g

Rösten im Backofen: Den Grill auf die stärkste Stufe einstellen. Die Paprikaschoten auf ein Backblech nebeneinanderlegen und dieses auf die oberste Schiene schieben. Die Schoten unter häufigem Wenden grillen, bis ihre Oberfläche ringsherum verkohlt ist.

Rösten auf dem Holzkohlengrill: Den Grill auf hohe Hitze bringen. Die Paprikaschoten nebeneinander auf den Grillrost legen und grillen wie zuvor beschrieben.

Zum Abkühlen die gegrillten Paprikaschoten in eine Schüssel legen und diese fest mit Frischhaltefolie verschließen oder in eine Pfanne mit fest schließendem Deckel geben.

Die Paprikaschoten so weit abkühlen lassen, dass man sie problemlos anfassen kann. Dann die verkohlte Schicht sorgfältig entfernen, ebenso den Stiel und die Samen. Über einem Teller arbeiten, um den herabtropfenden Saft aufzufangen. Wenn nötig, die Schoten mit Küchenpapier vorsichtig säubern, keinesfalls waschen, weil das Wasser ihr Aroma erheblich verringert.

Zum Marinieren die Schoten samt dem aufgefangenen Saft in einen luftdicht verschließbaren Behälter geben und 5 Tage im Kühlschrank durchziehen lassen oder portionsweise einfrieren.

Nährwerte pro Portion: Brennwert 31 Kalorien; Fett 0 g (gesättigte Fette 0 g), Cholesterin 0 mg, Ballaststoffe 2 g, Proteine (Eiweiß) 1 g, Kohlenhydrate 7 g, Natrium 2 mg

Gedünsteter Stielmus mit Knoblauch und Pinienkernen

Phase 1: Entgiftung	4 Portionen
glutenfrei	Portion: ¼ l
ohne Milchprodukte	Ergibt: 1 l
eifrei	Vorbereitungszeit: 15 Minuten
vegetarisch	Garzeit: 10 Minuten
schnell	

Bitterstoffhaltiges grünes Gemüse und Knoblauch gehören zu den klassischen kulinarischen Kombinationen. Zu derartigem Gemüse

zählt auch der Stielmus, der in verschiedenen Regionen zur Traditionsküche gehört. Infolgedessen trägt er unterschiedliche Namen, zum Beispiel Stielmus, Rübstiel, Stängelmus, Rüben- oder Stängelkohl. Fans der traditionellen italienischen Küche kennen das gesunde Kraut vielleicht unter der Bezeichnung Cima di Rapa. Auf jeden Fall ist es saisonal und regional schwer zu bekommen. Doch es gibt leicht erhältlichen, gleichwertigen Ersatz: Mangold, Spinat oder Brokkoli – sie lassen sich genauso schmackhaft mit diesem Rezept zubereiten. Blanchieren, Abschrecken im Eiswasser und kurzes Dünsten sorgen dafür, dass das Kraut seine appetitliche grüne Farbe behält. Die roten Chiliflocken steuern einen Hauch von Schärfe bei, während die gerösteten Pinienkerne einen knackigen Biss mitbringen. Diese Beilage passt ausgezeichnet zu gegrilltem Fleisch und Geflügel.

900 g Stielmus, grob zerkleinert
½ TL naturreines Salz
2 EL Pinienkerne
4 EL natives Olivenöl extra
6 mittelgroße Knoblauchzehen,
    geschält und in feine Scheiben geschnitten
¼ TL grob gemahlene Chiliflocken

Ein Schüssel mit Eiswasser bereitstellen. In einem großen Topf reichlich Wasser mit der Hälfte des Salzes zum sprudelnden Kochen bringen. Den Stielmus hinzufügen und 1 Minute blanchieren, bis er zusammenfällt. Abgießen und sofort kurz ins Eiswasser legen. In ein Sieb abgießen und gut abtropfen lassen.

In der Zwischenzeit die Pinienkerne in einer kleinen Pfanne (ohne Öl) unter Rühren 3 bis 4 Minuten rösten, bis sie leicht gebräunt sind (aufpassen, dass sie nicht verbrennen). Die Kerne zum Abkühlen auf einem Teller ausbreiten.

Das Olivenöl in einer großen Pfanne bei mittlerer Hitze heiß werden lassen. Den Knoblauch hinzufügen und unter Rühren braten, bis er eine leichte goldgelbe Farbe angenommen hat. Stielmus, Chiliflocken und das restliche Salz unterrühren und garen, bis das Kraut weich und gut durchgewärmt ist. Sofort servieren.

Nährwerte pro Portion: Brennwert 228 Kalorien; Fett 17 g (gesättigte Fette 2 g), Cholesterin 0 mg, Ballaststoffe 0,3 g, Proteine (Eiweiß) 9 g, Kohlenhydrate 13 g, Natrium 188 mg

Gedämpfte Artischocken

Phase 1: Entgiftung	4 Portionen
glutenfrei	Portion: 1 Artischocke
ohne Milchprodukte	Ergibt: 4 Artischocken
eifrei	Vorbereitungszeit: 10 Minuten
vegetarisch	Garzeit: 20 bis 30 Minuten

Zu diesen gedämpften Artischocken passen viele der Dips und Saucen, die Sie in diesem Buch finden. Besonders lecker dazu schmeckt die »Kräuter-Zitronen-Dipsauce« (Rezept Seite 182). Falls Sie nicht über einen Topf oder Wok mit Siebeinsatz verfügen, können Sie die Artischocken auch in einer fest zugedeckten Pfanne in wenig gesalzenem Wasser dämpfen (das Wasser etwa fingerbreit einfüllen).

4 große, frische Artischocken
½ Zitrone
½ TL naturreines Salz

Die harten Blattspitzen der Artischocken abschneiden, den Stängel und das »Stroh« entfernen. Die Schnittflächen mit Zitrone einreiben.

In einem Topf mit Siebeinsatz etwas Wasser mit dem Salz zum Kochen bringen (das Wasser sollte den Einsatz nicht berühren). Die Artischocken mit dem Blattschopf nach unten nebeneinander auf den Einsatz legen und – zugedeckt – 25 bis 30 Minuten garen. Sie sind gar, wenn sich ein Blatt leicht abzupfen lässt und man in den Artischockenboden mit einer Gabel oder mit der Spitze eines Küchenmessers ohne nennenswerten Widerstand hineinstechen kann.

Gegen Ende der Garzeit eine Schüssel mit Eiswasser bereitstellen. Die garen Artischocken mit Hilfe eines Sieblöffels kurz ins Eiswasser tauchen, dann mit dem Schopf nach unten zum Abtropfen nebeneinander in ein Sieb legen.

Die Artischocken zimmerwarm servieren und nach Belieben eine Dipsauce dazu reichen.

Nährwerte pro Portion: Brennwert 85 Kalorien; Fett 0 g (gesättigte Fette 0 g), Cholesterin 0 mg, Ballaststoffe 10 g, Proteine (Eiweiß) 7 g, Kohlenhydrate 20 g, Natrium 255 mg

Rosenkohl à la Julienne mit Shiitake

Phase 1: Entgiftung	6 Portionen
glutenfrei	Portion: ⅛ l
ohne Milchprodukte	Ergibt: ¾ l
eifrei	Vorbereitungszeit: 30 Minuten
vegetarisch	Garzeit: 20 Minuten

Der zerkleinerte Rosenkohl mit den Pilzen ist eine köstliche Beilage für die kalte Jahreszeit.

500 g Rosenkohl, geputzt

5 EL natives Olivenöl extra

2 kleine Schalotten, geschält und fein gewürfelt

1 mittelgroße Knoblauchzehe, geschält und fein gewürfelt

½ TL naturreines Salz

1 großer Thymianzweig

250 g Shiitake(-Pilze), gesäubert, Stiele entfernt,
    Hüte in Scheiben geschnitten

½ TL abgeriebene Zitronenschale

2 EL frisch gepresster Zitronensaft

Die Rosenkohlköpfchen der Länge nach halbieren, auf die Schnittfläche legen und nochmals halbieren.

In einer großen Pfanne 3 Esslöffel Olivenöl bei mittlerer Hitze heiß werden lassen. Die Schalotten hinzufügen und unter Rühren etwa 2 Minuten andünsten, bis sie glasig sind. Den Knoblauch, die Hälfte des Salzes, den Thymianzweig und die Pilze zugeben und etwa 7 Minuten garen, bis die Pilze Flüssigkeit abgeben und leicht gebräunt sind. Das Ganze auf einen tiefen Teller geben. Die Pfanne nicht säubern.

Das restliche Olivenöl in der Pfanne heiß werden lassen. Den Rosenkohl mit dem restlichen Salz hinzufügen und unter vorsichtigem Wenden garen, bis er weich und leicht gebräunt ist.

Die Pilze samt ausgetretenem Saft unter den Rosenkohl mischen und gut durchwärmen. Den Thymianzweig entfernen. Die abgeriebene Zitronenschale und den Zitronensaft unterrühren. Sofort servieren.

Nährwerte pro Portion: Brennwert 160 Kalorien; Fett 12 g (gesättigte Fette 1,7 g), Cholesterin 0 mg, Ballaststoffe 3 g, Proteine (Eiweiß) 3 g, Kohlenhydrate 13 g, Natrium 179 mg

Pfannengerührte Edamame

Phase 1: Entgiftung	4 Portionen
glutenfrei	Portion: 180 ml
ohne Milchprodukte	Ergibt: 720 ml
eifrei	Vorbereitungszeit: 10 Minuten
vegetarisch	Garzeit: 6 Minuten
schnell	

Edamame sind junge, grüne Sojabohnen. Die gefrorenen, ausgelösten Bohnenkerne, die Sie für dieses Rezept benötigen, bekommen Sie in Asialäden, die Tiefkühlware führen. Die Edamame brauchen Sie nicht aufzutauen. Sambal Manis (thailändische rote Chilipaste) verleiht den in der Pfanne gerührten knackigen Bohnenkernen eine deftige Schärfe. Wer es nicht ganz so »heiß« mag, reduziert einfach die angegebene Menge auf einen kleinen Spritzer. Eine schnell zubereitete, asiatisch inspirierte Beilage.

2 TL dunkles Sesamöl

1 TL helles Sesamöl

1 mittelgroße Knoblauchzehe, geschält und fein zerkleinert

1 TL geriebener frischer Ingwer

300 g tiefgekühlte geschälte Edamame
(frische Sojabohnenkerne)

1 EL Tamari (Original-Sojasauce)

1 TL Reisweinessig

¼ TL Sambal Manis (thailändische rote Chilipaste)

2 mittelgroße Frühlingszwiebeln, in feine Ringe geschnitten

2 TL Sesamsamen

Das dunkle und helle Sesamöl in einer Pfanne bei mittlerer Hitze heiß werden lassen. Knoblauch und Ingwer hinzufügen und 1 Minute rühren. Edamame zugeben und 1 bis 2 Minuten schnell rühren, bis die Bohnenkerne eine leuchtend grüne Farbe und eine weichere Konsistenz anzunehmen. Tamari, Reisweinessig und Sambal Manis zugeben und weitere 2 Minuten schnell rühren. Frühlingszwiebeln und Sesamsamen erst kurz vor dem Servieren unterrühren.

Nährwerte pro Portion: Brennwert 139 Kalorien; Fett 7 g (gesättigte Fette 0,5 g), Cholesterin 0 mg, Ballaststoffe 4 g, Proteine (Eiweiß) 8 g, Kohlenhydrate 10 g, Natrium 400 mg

Möhren-Süßkartoffel-Püree

Phase 1: Entgiftung	4 Portionen
glutenfrei	Portion: 160 ml
ohne Milchprodukte	Ergibt: 640 ml
eifrei	Vorbereitungszeit: 15 Minuten
vegetarisch	Garzeit: 50 Minuten

Dieses Gemüsepüree hat auch ohne Sahne oder Butter eine herrliche cremige Konsistenz.

500 g Möhren, geschält und in
    2,5 cm lange Stücke geschnitten
2 EL plus 1 TL natives Olivenöl extra
½ TL naturreines Salz
4 (ca. 500 g) mittelgroße Süßkartoffeln,
    gründlich gewaschen
1 Prise Paprikapulver
1 Prise frisch geriebene Muskatnuss
1 Prise schwarzer Pfeffer aus der Mühle

Den Backofen auf 220 °C vorheizen.

Möhren, 1 Esslöffel Olivenöl und die Hälfte des Salzes auf einem Backblech mischen.

Die Süßkartoffeln an drei verschiedenen Stellen mit dem Küchenmesser einstechen und auf das Backblech zu den Möhren legen.

Möhren und Süßkartoffeln im vorgeheizten Ofen unter mehrmaligem Wenden 40 Minuten backen, bis die Möhren weich sind. Die Möhren herausnehmen und auf einen Teller geben. (Gartest für beide Gemüse: Eine Gabel lässt sich problemlos einstechen.) Die Süßkartoffeln weitere 10 Minuten backen, herausnehmen und etwas abkühlen lassen.

Die Süßkartoffeln schälen in den Mixer geben. Möhren, Olivenöl, das restliche Salz, Paprikapulver, Muskatnuss und Pfeffer hinzufügen. Das Ganze in Intervallen mixen, bis das Püree glatt und cremig ist.

Nährwerte pro Portion: Brennwert 232 Kalorien; Fett 8 g (gesättigte Fette 1,2 g), Cholesterin 0 mg, Ballaststoffe 7 g, Proteine (Eiweiß) 4 g, Kohlenhydrate 37 g, Natrium 335 mg

Sautierte Wildpilze

Phase 1: Entgiftung	8 Portionen
glutenfrei	Portion: ca. 110 g
ohne Milchprodukte	Ergibt: ca. 900 g
eifrei	Vorbereitungszeit: 20 Minuten
vegetarisch	Garzeit: 15 Minuten
schnell	

Shiitake, Egerlinge und Austernpilze eignen sich hervorragend für dieses Rezept. Sie können jedoch auch andere Pilzkombinationen wählen, die sich zum Beispiel in der Saison in Ihrer Region anbieten.

4 EL natives Olivenöl extra
3 mittelgroßes Schalotten, geschält und fein gewürfelt

1 große Knoblauchzehe, geschält und
    fein gewürfelt
900 g gemischte Wildpilze, gesäubert,
    Stiele entfernt und Hüte in 5 mm dünne
    Scheiben geschnitten
3 große Thymianzweige
1 Lorbeerblatt
½ TL naturreines Salz
½ TL schwarzer Pfeffer aus der Mühle
2 EL fein zerkleinerte Petersilie

Das Olivenöl in einer großen Pfanne bei mittlerer Hitze heiß werden lassen. Die Schalotten hinzufügen und unter Rühren 3 bis 4 Minuten andünsten, bis sie glasig sind. Den Knoblauch zugeben und 1 Minute rühren, bis er duftet.

Pilze, Thymianzweige und Lorbeerblatt unterheben und unter gelegentlichem Rühren garen, bis sie Flüssigkeit abgeben. Salz und Pfeffer unterrühren und die Pilze weitere 5 Minuten garen, bis sie gebräunt sind. Thymianzweige und Lorbeerblatt herausnehmen und wegwerfen.

Zum Servieren die Pilze mit Petersilie bestreuen.

Nährwerte pro Portion: Brennwert 108 Kalorien; Fett 7,5 g (gesättigte Fette 1,0 g), Cholesterin 0 mg, Ballaststoffe 2 g, Proteine (Eiweiß) 4 g, Kohlenhydrate 9 g, Natrium 139 mg

Gebratene rote Kartoffeln

Phase 1: Entgiftung	4 Portionen
glutenfrei	Portion: 180 g
ohne Milchprodukte	Ergibt: 720 g
eifrei	Vorbereitungszeit: 10 Minuten
vegetarisch	Garzeit: 25 Minuten

Die klein gewürfelten Kartoffeln sind herrlich knusprig und passen zu Fleisch genauso gut wie zu Geflügel und Fisch.

4 EL natives Olivenöl extra
750 g rote Kartoffeln, gründlich gewaschen, trocken
    getupft und in 1 cm große Würfel geschnitten
½ TL naturreines Salz
½ TL schwarzer Pfeffer aus der Mühle
1 EL Schnittlauchröllchen

Das Olivenöl in einer großen Pfanne bei mittlerer Hitze heiß werden lassen. Die Kartoffeln hinzufügen und wenden, bis alle Würfel mit Olivenöl überzogen sind. Das Salz darüberstreuen. Die Kartoffeln unter gelegentlichem Wenden 25 Minuten braten, bis sie außen knusprig und innen weich sind. Die Hitze verringern, wenn die Kartoffeln zu schnell bräunen.

Zum Servieren mit Pfeffer und Schnittlauch bestreuen.

Nährwerte pro Portion: Brennwert 249 Kalorien; Fett 14 g (gesättigte Fette 2 g), Cholesterin 0 mg, Ballaststoffe 3 g, Proteine (Eiweiß) 3 g, Kohlenhydrate 27 g, Natrium 240 mg

Frühstück

Buchweizengrütze mit Banane

Phase 1: Entgiftung	4 Portionen
glutenfrei	Portion: 160 ml
ohne Milchprodukte	Ergibt: 640 ml
eifrei	Vorbereitungszeit: 5 Minuten
vegetarisch	Garzeit: 25 Minuten
schnell	

Das ist ein angenehm cremiges, warmes Frühstück aus Buchweizen, der zu den sogenannten Pseudogetreiden zählt. Für dieses Rezept wird gerösteter Buchweizen (auch Kasha genannt) verwendet, der in Bioläden erhältlich ist.

180 g gerösteter Buchweizen (Kasha)
¼ l pure Sojamilch
¼ TL gemahlener Zimt
1 Prise naturreines Salz (nach Belieben)
1 kleine Banane, zerdrückt
2 EL geschroteter Leinsamen
2 EL gehackte Walnüsse

Buchweizen, Sojamilch, Zimt, Salz und Banane in einen Topf geben und unter ständigem Rühren zum Kochen bringen. Das Ganze bei geringer Hitze – zugedeckt – 10 bis 20 Minuten leicht köcheln lassen, bis der Buchweizen weich ist.

Zum Servieren mit Leinsamen und Walnüssen bestreuen.

Nährwerte pro Portion: Brennwert 270 Kalorien; Fett 8 g (gesättigte Fette 0,08 g), Cholesterin 0 mg, Ballaststoffe 7 g, Proteine (Eiweiß) 12 g, Kohlenhydrate 43 g, Natrium 55 mg

Beeren-Milchshake

Phase 1: Entgiftung   1 Portion
glutenfrei   Portion: gut ½ l
ohne Milchprodukte   Vorbereitungszeit: 5 Minuten
eifrei
vegetarisch
schnell

Ein schnelles leichtes Frühstück.

⅛ l pure Sojamilch
⅛ l Natur-Sojajoghurt
200 g tiefgekühlte gemischte Beerenfrüchte
1 EL geschroteter Leinsamen

Alle Zutaten in den Mixer geben und glatt pürieren.

Nährwerte pro Portion: Brennwert 287 Kalorien; Fett 8 g (gesättigte Fette 1,1 g), Cholesterin 0 mg, Ballaststoffe 10 g, Proteine (Eiweiß) 10 g, Kohlenhydrate 48 g, Natrium 80 mg

Quinoa mit Pfirsichen, Leinsamen und Haselnüssen

Phase 1: Entgiftung	4 Portionen
glutenfrei	Portion: 180 ml
ohne Milchprodukte	Ergibt: 720 ml
eifrei	Vorbereitungszeit: 5 Minuten
vegetarisch	Garzeit: 25 Minuten
schnell	

Das in Südamerika beheimatete Quinoa liefert zusammen mit dem Leinsamen eine Menge Proteine und gesunder Omega-3-Fettsäuren. Außerhalb der Saison kann man auch tiefgekühlte Pfirsiche verwenden, die allerdings nur in sehr gut sortierten, großen Supermärkten zu bekommen sind.

175 g Quinoa, gründlich im Sieb abgespült
½ l pure Sojamilch
¼ TL gemahlener Piment (Nelkenpfeffer)
1 Prise naturreines Salz (nach Belieben)
2 Pfirsiche, geschält, entsteint und gewürfelt
2 EL geschroteter Leinsamen
2 EL gehackte Haselnüsse

Quinoa, Sojamilch, Piment, Salz (nach Belieben) und Pfirsiche in einen Topf geben und unter ständigem Rühren zum Kochen bringen. Das Ganze – zugedeckt – bei geringer Hitze 20 bis 25 Minuten leicht köcheln lassen, bis das Quinoa weich ist.

Zum Servieren mit Leinsamen und Haselnüssen bestreuen.

Nährwerte pro Portion: Brennwert 285 Kalorien; Fett 9 g (gesättigte Fette 1 g), Cholesterin 0 mg, Ballaststoffe 5 g, Proteine (Eiweiß) 12 g, Kohlenhydrate 41 g, Natrium 59 mg

Frühstücksburger

Phase 1: Entgiftung	8 Portionen
glutenfrei	Portion: 1 Burger à ca. 60 g
ohne Milchprodukte	Ergibt: 500 g
eifrei	Vorbereitungszeit: 20 Minuten
schnell	Garzeit: 6 bis 8 Minuten

Wer gerne deftig frühstückt, findet in dieser Burger-Variante mit Putenhackfleisch, Salbei und Apfel eine köstliche und obendrein gesunde Alternative zu den üblichen Wurstwaren. Verwenden Sie am besten eine Bio-Apfelsorte mit festem Fruchtfleisch.

3 EL natives Olivenöl extra
450 g Putenhackfleisch
¼ Apfel (mittelgroß), in feine Würfel geschnitten
1 kleine rote Zwiebel, geschält und fein gewürfelt
2 TL fein zerkleinerte Salbeiblätter
½ TL fein zerkleinerte Thymianblättchen
½ TL naturreines Salz
½ TL schwarzer Pfeffer aus der Mühle

Etwa 1 Esslöffel Olivenöl mit allen anderen Zutaten in eine große Schüssel geben und sehr gründlich mischen, am besten mit der Hand durchkneten. Aus der Hackfleischmasse acht Burger formen (Durchmesser 10 cm, ca. 1 cm dick).

Das restliche Olivenöl in einer großen Pfanne bei mittlerer Hitze heiß werden lassen. Die Burger auf jeder Seite 3 bis 4 Minuten braten, bis sie außen knusprig und innen noch saftig, aber nicht mehr rosa sind.

Nährwerte pro Portion: Brennwert 126 Kalorien; Fett 9 g (gesättigte Fette 1,7 g), Cholesterin 33 mg, Ballaststoffe 0 g, Proteine (Eiweiß) 11 g, Kohlenhydrate 1 g, Natrium 160 mg

Joghurt mit Früchten, Kokosnuss und Weizenkeimen

Phase 1: Entgiftung	1 Portion
glutenfrei	Portion: gut ½ l
ohne Milchprodukte	Vorbereitungszeit: 5 Minuten
eifrei	
vegetarisch	
schnell	

Verwenden Sie für diesen Frühstücksjoghurt möglichst immer Früchte der Saison.

250 g Natur-Sojajoghurt
1 Hand voll gewürfelte frische Früchte,
   z. B. Kiwi, Erdbeeren, Mango
2 TL Kokosraspeln
1 TL Weizenkeime

Joghurt und Früchte mischen. Zum Servieren mit Kokosraspeln und Weizenkeimen bestreuen.

Nährwerte pro Portion: Brennwert 275 Kalorien; Fett 5 g (gesättigte Fette 1,9 g), Cholesterin 5 mg, Ballaststoffe 5 g, Proteine (Eiweiß) 17 g, Kohlenhydrate 43 g, Natrium 194 mg

Vinaigrettes, Saucen und Dressings

Tomatensalsa – Grundrezept

Phase 1: Entgiftung	4 Portionen
glutenfrei	Portion: 4 Esslöffel
ohne Milchprodukte	Ergibt: 240 ml
eifrei	Vorbereitungszeit: 15 Minuten
vegetarisch	
schnell	

Verwenden Sie für diese Salsa (Sauce) die reifsten und saftigsten Tomaten, die Sie finden können. Die Tomatensalsa passt zu frischem oder gegartem Gemüse genauso gut wie zu gegrilltem Fisch oder Hühnerfleisch.

180 g Tomaten, fein gewürfelt
1 kleine rote Zwiebel, geschält und sehr fein gewürfelt
½ kleine mittelscharfe grüne Chilischote, entkernt
    und sehr fein gewürfelt

3 EL fein zerkleinertes Koriandergrün
2 TL frisch gepresster Limettensaft
¼ TL naturreines Salz
¼ TL schwarzer Pfeffer aus der Mühle

Alle Zutaten in eine Schüssel geben und gründlich mischen. Die Salsa kann gekühlt oder zimmerwarm serviert werden. Zum Aufbewahren im Kühlschrank in einen luftdicht verschließbaren Behälter geben.

Nährwerte pro Portion: Brennwert 13 Kalorien; Fett 0 g (gesättigte Fette 0 g), Cholesterin 0 mg, Ballaststoffe 0,4 g, Proteine (Eiweiß) 0 g, Kohlenhydrate 3 g, Natrium 122 mg

Basilikum-Pesto

Phase 1: Entgiftung
glutenfrei
ohne Milchprodukte
eifrei
vegetarisch
schnell

12 Portionen
Portion: 1 Esslöffel
Ergibt: 180 ml
Vorbereitungszeit: 10 Minuten

Die klassische Würzpaste, die sich in einem leuchtenden Grün präsentiert, ist die ideale, frische Abrundung für Saucen, Salatdressing oder Dips. Das Pesto hält sich ein paar Tage im Kühlschrank, kann aber auch problemlos eingefroren werden.

3 Hände voll Basilikum (Blätter und weiche Stängel),
   grob zerkleinert
120 ml natives Olivenöl extra
1 große Knoblauchzehe, geschält und grob zerkleinert
2 EL Pinienkerne
½ TL naturreines Salz

Alle Zutaten in den Mixer geben und in Intervallen glatt pürieren.

Zum Aufbewahren im Kühlschrank das Pesto in ein luftdicht schließendes Glas geben. Zum Einfrieren esslöffelweise in Eiswürfelbehälter füllen und einfrieren. Die gefrorenen Pestowürfel in einen Gefrierbeutel geben.

Nährwerte pro Portion: Brennwert 93 Kalorien; Fett 10 g (gesättigte Fette 1,4 g), Cholesterin 0 mg, Ballaststoffe 0 g, Proteine (Eiweiß) 0 g, Kohlenhydrate 1 g, Natrium 80 mg

Kräuter-Zitronen-Dipsauce

Phase 1: Entgiftung
glutenfrei
ohne Milchprodukte
eifrei
vegetarisch
schnell

4 Portionen
Portion: 2 Esslöffel
Ergibt: 120 ml
Vorbereitungszeit: 10 Minuten

Mit ihrem frischen Zitronen- und Kräutergeschmack passt diese Dipsauce besonders gut zu gedämpften Artischocken. Sie eignet sich aber

auch zum Beträufeln von gegrilltem Fisch oder Hühnerfleisch. Auch für Meeresfrüchte bildet sie eine leckere Abrundung.

1 große Knoblauchzehe, geschält und
    sehr fein gewürfelt
½ TL abgeriebene Zitronenschale
2 EL frisch gepresster Zitronensaft
2 TL fein zerkleinerte Petersilie
2 TL fein zerkleinerter Estragon
2 TL Schnittlauchröllchen
2 TL fein zerkleinerte Minzeblätter
½ TL naturreines Salz
¼ TL schwarzer Pfeffer aus der Mühle
6 EL natives Olivenöl extra

Alle Zutaten – außer dem Olivenöl – in eine Schüssel geben und mischen. Dann das Olivenöl langsam zugießen und dabei kräftig mit dem Schneebesen schlagen, bis die Sauce eine leicht sämige Konsistenz angenommen hat. Oder alle Zutaten zusammen in ein fest schließendes Glas geben und dieses so lange schütteln, bis die leicht sämige Konsistenz erreicht ist.

Nährwerte pro Portion: Brennwert 194 Kalorien; Fett 21 g (gesättigte Fette 2,9 g), Cholesterin 0 mg, Ballaststoffe 0 g, Proteine (Eiweiß) 0 g, Kohlenhydrate 1 g, Natrium 242 mg

Mangosalsa

Phase 1: Entgiftung	3 Portionen
glutenfrei	Portion: 4 Esslöffel
ohne Milchprodukte	Ergibt: 180 ml
eifrei	Vorbereitungszeit: 15 Minuten
vegetarisch	
schnell	

Diese würzige süß-säuerliche Salsa passt besonders gut zu den »Gegrillten Garnelenspießen« (Rezept Seite 113), schmeckt aber auch lecker zu gegrilltem Fisch und Hühnerfleisch.

1 Mango, geschält, entsteint und klein gewürfelt
4 TL frisch gepresster Limettensaft
½ kleine rote Zwiebel, geschält und fein gewürfelt
1 EL fein zerkleinertes Koriandergrün
1 TL fein zerkleinerte mittelscharfe grüne Chilischoten
   (ideal: Jalapeños)
1 Prise naturreines Salz
1 Prise schwarzer Pfeffer aus der Mühle

Alle Zutaten in eine Schüssel geben und gründlich mischen.

Nährwerte pro Portion: Brennwert 48 Kalorien; Fett 0 g (gesättigte Fette 0 g), Cholesterin 0 mg, Ballaststoffe 1,3 g, Proteine (Eiweiß) 0,5 g, Kohlenhydrate 13 g, Natrium 82 mg

Tahini-Dressing

Phase 1: Entgiftung
glutenfrei
ohne Milchprodukte
eifrei
vegetarisch
schnell

12 Portionen
Portion: 2 Esslöffel
Ergibt: 360 ml
Vorbereitungszeit: 10 Minuten

Das Dressing passt wunderbar zu asiatischen Salaten, eignet sich aber auch bestens als Dip für rohes Gemüse oder geschnetzeltes Schweinefleisch.

8 EL Tahini (Sesampaste)
8 EL helles Sesamöl
1 EL dunkles Sesamöl
2 mittelgroße Knoblauchzehen, geschält und zerkleinert
½ TL geriebener frischer Ingwer
3 EL frisch gepresster Zitronensaft
3 EL Tamari (Original-Sojasauce)
½ TL naturreines Salz
½ TL Sambal Manis (thailändische rote Chilipaste)

Alle Zutaten in den Mixer geben und in Intervallen glatt pürieren. Falls das Dressing zu dick ist, etwas Wasser untermixen.

Nährwerte pro Portion: Brennwert 157 Kalorien; Fett 17 g (gesättigte Fette 2,3 g), Cholesterin 0 mg, Ballaststoffe 0 g, Proteine (Eiweiß) 3 g, Kohlenhydrate 1,5 g, Natrium 240 mg

Granatapfel-Vinaigrette

Phase 1: Entgiftung

glutenfrei

ohne Milchprodukte

eifrei

vegetarisch

schnell

5 Portionen

Portion: 2 Esslöffel

Ergibt: 150 ml

Vorbereitungszeit: 5 Minuten

Diese rötliche Vinaigrette mit ihrem raffinierten Geschmack passt besonders gut zu Salat- und Gemüsesorten, die Bitterstoffe enthalten, zum Beispiel Endivie, Chicoree, Frisée, Rucola oder Radicchio. Die Granatapfelmelasse ist ein dicker, dunkler Sirup, der aus dem Saft des Granatapfels gewonnen wird. Ihr süß-säuerlicher Geschmack rundet ausgezeichnet die anderen Aromen dieser Vinaigrette ab. Die Melasse bekommen Sie im Reformhaus, in Bioläden und in manchen großen, gut sortierten Supermärkten. Dort erhalten Sie auch den reinen Granatapfelsaft. Beim Dijon-Senf gibt es verschiedene aromatisierte Varianten, verwenden Sie für diese Vinaigrette die »Urform«, bei der auf dem Glas »Dijon Originale« steht, die in fast jedem Supermarkt erhältlich ist.

3 EL Granatapfelsaft

1 EL frisch gepresster Zitronensaft

1 TL Granatapfelmelasse

1 kleine Knoblauchzehe, geschält und
fein zerkleinert

½ TL Dijon-Senf (»Dijon Originale«)

½ TL naturreines Salz

½ TL schwarzer Pfeffer aus der Mühle

6 EL natives Olivenöl extra

Alle Zutaten – außer dem Olivenöl – in eine Schüssel geben und mischen. Dann das Olivenöl langsam zugießen und dabei kräftig mit dem Schneebesen schlagen, bis die Vinaigrette eine leicht sämige Konsistenz angenommen hat. Oder alle Zutaten zusammen in ein fest schließendes Glas geben und dieses so lange schütteln, bis die leicht sämige Konsistenz erreicht ist.

Nährwerte pro Portion: Brennwert 169 Kalorien; Fett 17 g (gesättigte Fette 2,4 g), Cholesterin 0 mg, Ballaststoffe 0 g, Proteine (Eiweiß) 0 g, Kohlenhydrate 4 g, Natrium 206 mg

Reisweinessig-Vinaigrette

Phase 1: Entgiftung	4 Portionen
glutenfrei	Portion: 2 Esslöffel
ohne Milchprodukte	Ergibt: 120 ml
eifrei	Vorbereitungszeit: 5 Minuten
vegetarisch	
schnell	

Diese Vinaigrette eignet sich besonders gut für Salate, die zu asiatischen Gerichten serviert werden.

2 TL frisch gepresster Zitronensaft

2 TL ungewürzter Reisweinessig

½ TL naturreines Salz
¼ TL weißer Pfeffer
4 EL natives Olivenöl extra

Alle Zutaten – außer dem Olivenöl – in eine Schüssel geben und mischen. Dann das Olivenöl langsam zugießen und dabei kräftig mit dem Schneebesen schlagen, bis die Vinaigrette eine leicht sämige Konsistenz angenommen hat. Oder alle Zutaten zusammen in ein fest schließendes Glas geben und dieses so lange schütteln, bis die leicht sämige Konsistenz erreicht ist.

Nährwerte pro Portion: Brennwert 129 Kalorien; Fett 14 g (gesättigte Fette 2 g), Cholesterin 0 mg, Ballaststoffe 0 g, Proteine (Eiweiß) 0 g, Kohlenhydrate 1 g, Natrium 263 mg

Senf-Vinaigrette

Phase 1: Entgiftung	4 Portionen
glutenfrei	Portion: 2 Esslöffel
ohne Milchprodukte	Ergibt: 120 ml
eifrei	Vorbereitungszeit: 5 Minuten
vegetarisch	
schnell	

Für diese Vinaigrette nehmen Sie am besten Vollkornsenf (zum Beispiel Meaux-Senf), für den bei der Herstellung die gelbe und braune Senfsaat nur grob vermahlen wird, sodass der Senf körnig bleibt. Dieser mittelscharfe, aromatisch würzige Senf ist in den meisten Bio-

läden erhältlich.(Nicht zu verwechseln mit dem in vielen Region beliebten körnigen, süßen Senf, der reichlich Zucker enthält!) Die Senf-Vinaigrette eignet sich für jeden Blattsalat oder auch für Kartoffelsalat.

2 EL frisch gepresster Zitronensaft
2 TL Vollkornsenf
1 kleine Knoblauchzehe, geschält und fein zerkleinert
½ TL naturreines Salz
½ TL schwarzer Pfeffer aus der Mühle
6 EL natives Olivenöl extra

Alle Zutaten – außer dem Olivenöl – in eine Schüssel geben und mischen. Dann das Olivenöl langsam zugießen und dabei kräftig mit dem Schneebesen schlagen, bis die Vinaigrette eine leicht sämige Konsistenz angenommen hat. Oder alle Zutaten zusammen in ein fest schließendes Glas geben und dieses so lange schütteln, bis die leicht sämige Konsistenz erreicht ist.

Nährwerte pro Portion: Brennwert 195 Kalorien; Fett 21 g (gesättigte Fette 2,9 g), Cholesterin 0 mg, Ballaststoffe 0 g, Proteine (Eiweiß) 1 g, Kohlenhydrate 1 g, Natrium 300 mg

Würzige Koriander-Limetten-Vinaigrette

Phase 1: Entgiftung
glutenfrei
ohne Milchprodukte
eifrei
vegetarisch
schnell

5 Portionen
Portion: 2 Esslöffel
Ergibt: 150 ml
Vorbereitungszeit: 10 Minuten

Diese Vinaigrette passt gut zu grünen Blattsalaten.

- 3 EL fein zerkleinertes Koriandergrün
- 3 EL frisch gepresster Zitronensaft
- 1 kleine Knoblauchzehe, geschält und fein zerkleinert
- ¼ TL naturreines Salz
- ¼ TL schwarzer Pfeffer aus der Mühle
- ¼ TL Tabasco
- 6 EL natives Olivenöl extra

Alle Zutaten – außer dem Olivenöl – in eine Schüssel geben und mischen. Dann das Olivenöl langsam zugießen und dabei kräftig mit dem Schneebesen schlagen, bis die Vinaigrette eine leicht sämige Konsistenz angenommen hat. Oder alle Zutaten zusammen in ein fest schließendes Glas geben und dieses so lange schütteln, bis die leicht sämige Konsistenz erreicht ist.

Nährwerte pro Portion: Brennwert 200 Kalorien; Fett 22 g (gesättigte Fette 3,1 g), Cholesterin 0 mg, Ballaststoffe 0 g, Proteine (Eiweiß) 0 g, Kohlenhydrate 0,5 g, Natrium 195 mg

Phase 2

Vorspeisen und Snacks

Hühnchen-Satay mit Erdnusssauce

Phase 2: Aufbauessen
glutenfrei
ohne Milchprodukte
eifrei

16 Portionen
Portion: 3 Spieße
Ergibt: 48 Spieße
Vorbereitungszeit: 20 Minuten
Garzeit: 20 Minuten

Satay sind gegrillte Fleischspießchen, für die das Fleisch vorher pikant mariniert wurde, wobei nicht nur Geflügelfleisch, sondern alle anderen Fleischsorten und ebenso Fisch oder Garnelen verwendet werden können. Die Art der Zubereitung entstammt der südostasiatischen Küche. Die hier beschriebenen würzigen Hühnchenspieße eignen sich als Vorspeise und jedes Party-Buffet. Die Erdnusssauce ist ziemlich scharf, doch die Spieße schmecken auch pur sehr köstlich (vor allem Kindern).

48 lange Bambus- oder Holzspieße
700 g Hühnerbrustfilets

Für die Marinade:
180 ml ungesüßte Kokosmilch
3 EL Tamari (Original-Sojasauce)
1½ TL Sambal Manis (thailändische rote Chilipaste)
1½ TL Honig

½ TL naturreines Salz

1½ EL fein zerkleinertes Koriandergrün

Für die Erdnusssauce:

120 ml Wasser

120 ml Erdnussmus (aus 100 Prozent Erdnüssen, ohne Zusätze)

2 TL Honig

1 TL Sambal Manis (thailändische rote Chilipaste)

1 TL Tamari (Original-Sojasauce)

¼ TL gemahlener Koriander

¼ TL Kreuzkümmel

120 ml ungesüßte Kokosmilch

3 EL frisch gepresster Limettensaft

Außerdem:

4 EL fein zerkleinertes Koriandergrün

Die Spieße 30 Minuten in Wasser einweichen.

Die Hühnerbrustfilets in 2,5 Zentimeter breite und 2,5 Zentimeter dicke Streifen schneiden und in eine flache Schüssel geben.

Die Zutaten für die Marinade in eine kleine Schüssel geben und gründlich mischen.

Die Marinade über die Fleischstreifen gießen und diese darin wenden, bis sie rundum mit Marinade überzogen sind. Zum Marinieren die Schüssel mit Frischhaltefolie verschließen und 30 bis 60 Minuten in den Kühlschrank stellen.

In der Zwischenzeit für die Sauce Wasser, Erdnussmus, Honig, Sambal Manis, Tamari, Koriander und Kreuzkümmel bei geringer Hitze in einen Topf geben und so lange mit dem Schneebesen rühren, bis alle Zutaten sich gut miteinander verbunden haben. Die Kokosmilch zugießen und 5 Minuten ständig rühren. Den Limettensaft kräftig unterrühren und die Sauce vom Herd nehmen.

Die marinierten Fleischstreifen der Länge nach auf die Spieße stecken (pro Spieß ein Streifen).

Den Holzkohlen- oder Elektrogrill auf mittlere Hitze bringen oder eine Grillpfanne erhitzen und mit etwas Olivenöl ausstreichen.

Die Hühnerfleischspieße 2 Minuten grillen, dann wenden und etwa 1 weitere Minute grillen, bis das Fleisch durch ist.

Zum Servieren die Fleischspieße auf einer Platte anrichten und mit Koriandergrün bestreuen. Die Erdnusssauce seitlich auf die Platte geben oder separat reichen.

Nährwerte pro Portion: Brennwert 102 Kalorien; Fett 4,2 g (gesättigte Fette 3,3 g), Cholesterin 25 mg, Ballaststoffe 1 g, Proteine (Eiweiß) 12 g, Kohlenhydrate 3 g, Natrium 135 mg

Auberginen-Caponata

Phase 2: Aufbauessen	12 Portionen
glutenfrei	Portion: 4 Esslöffel
ohne Milchprodukte	Ergibt: 720 ml
eifrei	Vorbereitungszeit:
vegetarisch	30 Minuten
	Garzeit: 45 Minuten

Die Caponata, ein klassisches Gemüsegericht der sizilianischen Küche, steckt voller mediterraner Aromen. Deren köstlicher Geschmack kommt noch intensiver zur Geltung, wenn man die Caponata über Nacht durchziehen lässt. Diese Delikatesse passt gut auf einen Teller mit Antipasti oder kann in »Paprikaschiffchen« serviert werden (für Letzteres: Paprikaschoten – nach Belieben in mehreren Farben – vierteln und entkernen).

1 große Aubergine (ca. 600 g),
    in 2,5 cm große Würfel geschnitten

2 TL naturreines Salz

300 ml natives Olivenöl extra

3 große Stangen Staudensellerie,
    in 1 cm große Würfel geschnitten

1 große rote Zwiebel (ca. 130 g),
    grob gewürfelt

240 g abgetropfte Tomaten aus der Dose,
    grob zerkleinert

1 EL einfaches Tomatenmark

2 EL Wasser

8–10 entsteinte schwarze Oliven
  (ideal: Kalamata-Oliven), in Ringe geschnitten
4–6 entsteinte grüne Oliven, in Ringe geschnitten
3 EL Rotweinessig
1 EL abgetropfte Kapern
1 TL Honig

Ein Sieb in eine Schüssel hängen. Um die Bitterstoffe zu entfernen, die Auberginenwürfel in das Sieb geben und mit 1 Teelöffel Salz bestreuen. Mit einer dicken Lage Küchenpapier bedecken und einen ins Sieb passenden Teller daraufstellen. Den Teller so fest wie möglich nach unten drücken und beschweren. Etwa 1 Stunde stehen lassen.

In der Zwischenzeit 4 Esslöffel Olivenöl in einer schweren Pfanne bei mittlerer Hitze heiß werden lassen. Den Sellerie hinzufügen und unter Rühren 5 Minuten andünsten. Die Zwiebeln und das restliche Salz untermischen und das Ganze unter gelegentlichem Rühren 5 Minuten garen. Tomaten, Tomatenmark und Wasser gründlich unterrühren. 10 Minuten garen, anschließend beide Olivensorten, Rotweinessig, Kapern und Honig unterheben. Die Sauce 5 Minuten garen. Vom Herd nehmen und beiseitestellen.

Die »gepressten« Auberginen kalt abspülen und mit Küchenpapier gut trocken tupfen. Das restliche Olivenöl in einer großen Pfanne bei mittlerer Hitze heiß werden lassen. Die Auberginen (wenn nötig in Partien) hinzufügen und unter Wenden braten, bis sie goldbraun sind. Herausnehmen und zum Abtropfen auf Küchenpapier legen.

Die Auberginen in die Sauce geben und das Ganze bei mittlere Hitze 5 Minuten köcheln lassen.

Die Caponata kann kalt oder warm serviert werden.

Nährwerte pro Portion: Brennwert 123 Kalorien; Fett 11 g (gesättigte Fette 1,5 g), Cholesterin 0 mg, Ballaststoffe 2 g, Proteine (Eiweiß) 1 g, Kohlenhydrate 6 g, Natrium 312 mg

Lachsdip mit Zitronenmayonnaise

Phase 2: Aufbauessen

glutenfrei

ohne Milchprodukte

eifrei (bei Verwendung

von Sojamayonnaise)

schnell

6 Portionen

Portion: 4 Esslöffel

Ergibt: 360 ml

Vorbereitungszeit: 20 Minuten

Servieren Sie diesen schnell zubereiteten, edlen Dip zimmerwarm, damit seine köstlichen Aromen und die lockere Konsistenz voll zur Geltung kommen. Reichen Sie dazu rohe Gemüsesticks oder Apfelschnitze. Wenn Sie die Mayonnaise nicht selber machen möchten, verwenden Sie einfach eine gekaufte Bio-Sojamayonnaise.

360 g Wildlachs (gegart oder aus der Dose),
  zerkleinert

2 EL fein zerkleinerter frischer Dill

3 EL Schnittlauchröllchen

2 EL fein gewürfelte rote Zwiebeln

120 ml hausgemachte Mayonnaise
   (siehe Rezept Seite 264)
   oder gekaufte Bio-Sojamayonnaise
2 EL plus 1 TL frisch gepresster Zitronensaft
1 TL Vollkornsenf
½ TL naturreines Salz
½ TL schwarzer Pfeffer aus der Mühle

Lachs, Dill, Schnittlauch und Zwiebeln in eine Schüssel geben und mischen. Mayonnaise, Zitronensaft, Senf, Salz und Pfeffer hinzufügen und mischen, bis sich alle Zutaten gut miteinander verbunden haben.

Nährwerte pro Portion: Brennwert 234 Kalorien; Fett 19 g (gesättigte Fette 2,8 g), Cholesterin 55 mg, Ballaststoffe 0 g, Proteine (Eiweiß) 15 g, Kohlenhydrate 1 g, Natrium 298 mg

Tofu-Smoothie mit Erdbeeren

Phase 2: Aufbauessen	2 Portionen
glutenfrei	Portion: ¼ l
ohne Milchprodukte	Ergibt: ½ l
eifrei	Vorbereitungszeit: 10 Minuten
vegetarisch	
schnell	

Der Vanille-Extrakt ist der »geheime« Geschmacksverstärker dieses cremigen Getränkes.

150 g gefrorene Erdbeeren

240 g Seidentofu

4 EL kaltes Wasser

4 EL frisch gepresster Orangensaft

¼ TL Vanille-Extrakt

Alle Zutaten in den Mixer geben und glatt pürieren.

Nährwerte pro Portion: Brennwert 122 Kalorien; Fett 3 g (gesättigte Fette 0,4 g), Cholesterin 0 mg, Ballaststoffe 2 g, Proteine (Eiweiß) 8 g, Kohlenhydrate 15 g, Natrium 44 mg

Hausgemachtes Studentenfutter

Phase 2: Aufbauessen

glutenfrei

ohne Milchprodukte

eifrei

vegetarisch

schnell

6 Portionen

Portion: 4 Esslöffel

Ergibt: 280 g

Vorbereitungszeit: 5 Minuten

Röstzeit: 5 Minuten

Für diesen Knabbersnack müssen die Nüsse und Samen geschält, ungeröstet und ungesalzen sein. Als Nachmittagssnack schmeckt er Kindern genauso gut wie Erwachsenen. Eine leckere Ergänzung ist ein Glas mit Granatapfelsaft aromatisiertem Sprudelwasser.

30 g Cashewkerne

30 g Pekannüsse

30 g Mandeln

30 g Walnüsse

30 g Sonnenblumenkerne

6 EL getrocknete Cranberrys

6 EL Rosinen

Den Backofen auf 200 °C vorheizen.

Cashewkerne, Pekannüsse, Mandeln, Walnüsse und Sonnenblumenkerne auf ein Backblech geben. Das Ganze mischen, in einer Schicht ausbreiten und 5 Minuten im vorgeheizten Ofen leicht rösten. Die Mischung etwas abkühlen lassen, dann mit den Cranberrys und Rosinen mischen.

Das Studentenfutter in einem fest verschließbaren Glas aufbewahren.

Nährwerte pro Portion: Brennwert 213 Kalorien; Fett 15 g (gesättigte Fette 1,6 g), Cholesterin 0 mg, Ballaststoffe 2,5 g, Proteine (Eiweiß) 5 g, Kohlenhydrate 20 g, Natrium 4 mg

Suppen und Salate

Kürbissuppe

Phase 2: Aufbauessen	10 Portionen
glutenfrei	Portion: ¼ l
ohne Milchprodukte	Ergibt: 2½ l
eifrei	Vorbereitungszeit: 40 Minuten
vegetarisch (bei Verwendung	Garzeit: 35 Minuten
von Gemüsebrühe)	

Diese cremige, leicht pikante Suppe sättigt ausgezeichnet.

3 EL natives Olivenöl extra

1 mittelgroße Knoblauchzehe, geschält
und fein zerkleinert

1 daumengroßes Stück frischer Ingwer,
geschält und fein zerkleinert

1 kleiner Porree (nur den weißen und
hellgrünen Teil), fein zerkleinert

1 große Stange Staudensellerie, fein zerkleinert

1 mittelgroße Möhre, geschält und fein gewürfelt

1 großer Butternutkürbis ca. 1,5 kg, geschält,
entkernt und grob gewürfelt

½ TL naturreines Salz

½ TL schwarzer Pfeffer aus der Mühle

1 l Bio-Gemüse- oder Hühnerbrühe

160 g rohe, ungesalzene, geschälte Kürbiskerne

2 EL Tamari (Original Sojasauce)

1 EL Honig
¼ TL gemahlener Zimt
1 Prise frisch gemahlene Muskatnuss
4 EL Schnittlauchröllchen

Das Olivenöl in einem großen Topf bei mittlerer Hitze heiß werden lassen. Knoblauch, Ingwer, Porree, Sellerie und Möhren hinzufügen und unter Rühren etwa 10 Minuten andünsten, bis der Sellerie beginnt, eine weichere Konsistenz anzunehmen. Kürbis, Salz und Pfeffer zugeben und das Ganze 10 Minuten garen, dabei zwei-, dreimal durchrühren. Die Brühe zugießen und zum Kochen bringen. Die Hitze verringern und die Suppe 15 Minuten köcheln lassen, bis der Kürbis weich ist.

In der Zwischenzeit die Kürbiskerne in einer Pfanne (ohne Öl) bei mittlerer Hitze unter ständigem Rühren 3 bis 4 Minuten rösten (aufpassen, dass die Kerne nicht anbrennen). Zum Abkühlen auf einem großen Teller ausbreiten.

Die Suppe vom Herd nehmen und etwas abkühlen lassen. Anschließend in Partien in den Mixer geben und glatt pürieren. Die pürierten Portionen in einen sauberen Topf geben. Tamari, Honig, Zimt und Muskatnuss unterrühren und die Suppe noch einmal gut durchwärmen.

Zum Servieren die Kürbissuppe mit Kürbiskernen und Schnittlauchröllchen bestreuen.

Nährwerte pro Portion: Brennwert 183 Kalorien; Fett 11 g (gesättigte Fette 2 g), Cholesterin 10 mg, Ballaststoffe 4 g, Proteine (Eiweiß) 7 g, Kohlenhydrate 17 g, Natrium 381 mg

Eiersalat mit Dill auf jungem Spinat

Phase 2: Aufbauessen
glutenfrei

2 Portionen
Portion: 4 Esslöffel Eiersalat
    plus 60 g Spinat
Ergibt: ¼ l Eiersalat plus
    120 g Spinat
Vorbereitungszeit: 15 Minuten
Garzeit: 20 Minuten

Ideal ist es, wenn Sie diesen Eiersalat mit Omega-3-Eiern zuberei-ten. Sie sind eine gute Quelle für die wertvollen Omega-3-Fettsäuren, gehören allerdings nicht zum Standardsortiment der Supermärkte. Falls Sie diese Eier nicht bekommen, können Sie natürlich auch normale Bio-Eier verwenden.

4 Omega-3-Eier
1 Frühlingszwiebel, in feine Ringe geschnitten
2 EL fein zerkleinerte Dillblättchen
2 EL Bio-Sojamayonnaise
2 TL Dijon-Senf
1 Prise naturreines Salz
1 Prise schwarzer Pfeffer aus der Mühle
120 g frischer junger Spinat (Babyspinat)
1 großer roter Apfel, in schmale Spalten
    geschnitten

Die Eier in einen Topf mit kaltem Wasser geben. Das Wasser bei mittlerer Hitze zum Kochen bringen. Den Topf vom Herd nehmen und die Eier – fest zugedeckt – 15 Minuten stehen lassen. Die Eier herausnehmen und mit eiskaltem Wasser abschrecken. »Fingerverträglich« abkühlen lassen, dann schälen und grob zerkleinern.

Eier, Frühlingszwiebeln, Dill, Mayonnaise, Senf, Salz und Pfeffer in eine Schüssel geben und gründlich mischen.

Zum Servieren den Spinat und die Apfelspalten auf zwei Tellern anrichten und den Eiersalat obenauf setzen.

Nährwerte pro Portion: Brennwert 270 Kalorien; Fett 15 g (gesättigte Fette 3,6 g), Cholesterin 423 mg, Ballaststoffe 4 g, Proteine (Eiweiß) 15 g, Kohlenhydrate 19 g, Natrium 398 mg

Rucola mit Fenchel und Haselnuss-Vinaigrette

Phase 2: Aufbauessen

glutenfrei

ohne Milchprodukte

eifrei

vegetarisch

schnell

6 Portionen

Portion: 1 Hand voll plus 2 Esslöffel Vinaigrette

Ergibt: 6 Hände voll Salat plus 180 ml Vinaigrette

Vorbereitungszeit: 25 Minuten (inkl. Vinaigrette)

Der herbe Rucola und das feine Anisaroma des Fenchels ergeben zusammen mit den süß-säuerlichen Cranberrys und der Haselnuss-Vinaigrette eine interessante, knackig-knusprige Geschmacksmischung. Für die besonders feinen Fenchelstreifen halbieren Sie die Fenchel-

knolle und schneiden die Streifen mit dem Spargelschäler von der Schnittfläche herunter.

Für die Vinaigrette:

6 EL fein gehackte Haselnüsse

2 EL frisch gepresster Zitronensaft

1 kleine Schalotte, geschält und fein gewürfelt

½ kleine Knoblauchzehe, geschält und fein zerkleinert

½ TL Dijon-Senf

½ TL naturreines Salz

½ TL schwarzer Pfeffer aus der Mühle

4 EL Haselnussöl

4 EL natives Olivenöl extra

Für den Salat:

120 g Rucola

60 g Fenchel, in sehr feine Streifen geschnitten

70 g getrocknete Cranberrys

12 Schnittlauchstängel, in 5 cm lange Stücke geschnitten

Für die Vinaigrette die Haselnüsse in einer kleinen Pfanne (ohne Öl) unter Rühren 3 bis 4 Minuten rösten, bis sie leicht gebräunt sind (aufpassen, dass sie nicht verbrennen). Die Nüsse zum Abkühlen auf einem Teller ausbreiten.

Die Haselnüsse und die restlichen Zutaten – außer dem Olivenöl – in eine Schüssel geben und mischen. Dann das Olivenöl langsam zugießen und dabei kräftig mit dem Schneebesen schlagen, bis die Sauce eine leicht sämige Konsistenz angenommen hat. Oder alle Zutaten zusammen in ein fest schließendes Glas geben und dieses so lange schütteln, bis die leicht sämige Konsistenz erreicht ist.

Rucola, Fenchel, Cranberrys und die Haselnuss-Vinaigrette in eine Schüssel geben und mischen.

Mit Schnittlauch garnieren und sofort servieren.

Nährwerte pro Portion: Brennwert 174 Kalorien; Fett 14 g (gesättigte Fette 1 g), Cholesterin 0 mg, Ballaststoffe 2 g, Proteine (Eiweiß) 2 g, Kohlenhydrate 12 g, Natrium 258 mg

Kräutersalat

Phase 2: Aufbauessen	4 Portionen
glutenfrei	Portion: 1 große Hand voll
ohne Milchprodukte	plus 2 Esslöffel Vinaigrette
eifrei	Ergibt: 4 Hände voll Salat
vegetarisch	plus 180 ml Vinaigrette
schnell	Vorbereitungszeit: 25 Minuten
	(inkl. Vinaigrette)

Mit seinen vielen frischen Kräutern passt dieser Salat hervorragend zu gegrilltem Fisch, Geflügel oder magerem Fleisch. Nehmen Sie vier große Hände voll Salatblätter (möglichst drei bis vier Sorten) und zupfen Sie alles in mundgerechte Stücke.

4 EL gehackte Walnüsse
4 Hände voll Salatblätter (drei bis vier Sorten)

4 EL fein zerkleinerter Estragon

4 EL fein zerkleinerte Petersilie

4 EL fein zerkleinerte Dillblättchen

4 EL Schnittlauchröllchen

20 kleine Basilikumblätter

20 kleine Minzeblätter

80 ml Sherry-Walnuss-Vinaigrette (siehe Rezept Seite 259)

Die Walnüsse in einer kleinen Pfanne (ohne Öl) unter Rühren 3 bis 4 Minuten rösten, bis sie leicht gebräunt sind (aufpassen, dass sie nicht verbrennen). Die Nüsse zum Abkühlen auf einem Teller ausbreiten.

Die Walnüsse mit den restlichen Zutaten in eine Schüssel geben und gründlich mischen. Den Salat sofort servieren.

Nährwerte pro Portion: Brennwert 245 Kalorien; Fett 24 g (gesättigte Fette 2,4 g), Cholesterin 0 mg, Ballaststoffe 3 g, Proteine (Eiweiß) 4 g, Kohlenhydrate 7 g, Natrium 208 mg

Salat mit Edamame und Sesam-Dressing

Phase 2: Aufbauessen   6 Portionen

glutenfrei   Portion: ¼ l

ohne Milchprodukte   Ergibt: 1,5 l

eifrei   Vorbereitungszeit: 30 Minuten

vegetarisch

schnell

Edamame sind junge, grüne Sojabohnen. Die gefrorenen, ausgelösten Bohnenkerne, die Sie für dieses Rezept benötigen, bekommen Sie in Asialäden, die Tiefkühlware führen. Zusammen mit den Tomaten bilden Sie den weichen Gegenpol zu den knackigen Prinzessbohnen. Das Sesam-Dressing steuert ein feines würziges Aroma bei, während die schwarzen Sesamsamen für einen dezenten »knusprigen Biss« sorgen. Statt der schwarzen Sesamsamen, die mancherorts schwer zu bekommen sind, können Sie auch die leicht erhältlichen hellen Samen verwenden.

420 g gefrorene geschälte Edamame
   (frische Sojabohnenkerne)
1 Prise naturreines Salz
360 g Prinzessbohnen, Stängelansätze
   abgeschnitten
150 g Kirschtomaten, halbiert
2 EL schwarze Sesamsamen

Für das Dressing:
4 EL Sesamöl
2 EL Reisweinessig
1 EL Tamari (Original-Sojasauce)
2 TL Honig
½ TL naturreines Salz

Eine Schüssel mit Eiswasser bereitstellen. In einem größeren Topf reichlich Wasser mit einer Prise Salz zum sprudelnden Kochen bringen. Die Edamame hinzufügen und 3 bis 4 Minuten garen, bis die Bohnenkerne weich, aber noch bissfest sind. Die Bohnen mit einem Sieblöffel herausheben (das Kochwasser nicht wegschütten) und sofort kurz ins Eiswasser legen. Abgießen und trocken schütteln bzw. gut abtropfen lassen.

Das Eiswasser eventuell erneuern. Das Kochwasser erneut zum sprudelnden Kochen bringen. Die Prinzessbohnen zugeben und 1 bis 2 Minuten bissfest garen. Abgießen und sofort kurz ins Eiswasser legen. Wiederum abgießen und die Bohnen trocken schütteln oder mit Küchenpapier trocken tupfen.

Edamame, Prinzessbohnen und Tomaten in eine Schüssel geben.

Die Sesamsamen in einer kleinen Pfanne (ohne Öl) unter Rühren 4 bis 5 Minuten rösten (aufpassen, dass sie nicht verbrennen). Die Samen zum Abkühlen auf einen Teller geben.

Die Zutaten für das Dressing in eine kleine Schüssel geben und gründlich mischen. Das Dressing über die Bohnen-Tomaten-Mischung geben und das Ganze mischen.

Zum Servieren den Salat mit den gerösteten Sesamsamen bestreuen.

Nährwerte pro Portion: Brennwert 213 Kalorien; Fett 13 g (gesättigte Fette 1,4 g), Cholesterin 0 mg, Ballaststoffe 6 g, Proteine (Eiweiß) 8,5 g, Kohlenhydrate 15 g, Natrium 229 mg

Rote-Bete- und Friséesalat mit warmem Ziegenkäse

Phase 2: Aufbauessen   4 Portionen

glutenfrei   Portion: ca. 220 g

eifrei   Ergibt: ca. 880 g

vegetarisch   Vorbereitungszeit: 35 Minuten

Garzeit: 50 bis 60 Minuten

Die Zitrus-Vinaigrette steuert dem süßlichen Geschmack der Roten Bete entgegen und bildet einen interessanten Kontrast zu dem leicht bitteren Friséesalat. Kalamata- oder Gaeta-Oliven passen am besten dazu. Der Salat ist eine köstliche Vorspeise, eignet sich aber auch gut als leichtes Hauptgericht. Die Rote Bete, die am meisten Zeit kostet, können Sie schon im Voraus zubereiten, da sie sich ein paar Tage im Kühlschrank hält. Wichtig: Einmalhandschuhe anziehen, wenn Sie die Schale der Roten Bete abrubbeln und das Fruchtfleisch würfeln! Der Saft färbt sonst Ihre Finger unweigerlich blutrot.

4 mittelgroße Knollen Rote Bete, das untere spitze
    Ende und den Stängelansatz abgeschnitten

50 g Pekannüsse

4 kleine runde Ziegenkäsetaler à ca. 30 g

1 EL natives Olivenöl extra

1 Prise naturreines Salz

¼ TL schwarzer Pfeffer aus der Mühle

1 Prise getrockneter Thymian

1 kleiner Friséesalat, in mundgerechte Stücke gezupft

Zitrus-Vinaigrette, Menge und Zubereitung gemäß
    Rezept Seite 260

12 in Salzlake eingelegte Oliven (ideal: Kalamata-
oder Gaeta-Oliven), entsteint und halbiert
1 EL Schnittlauchröllchen

Den Backofen auf 230 °C vorheizen.

Die Rote-Bete-Knollen in eine doppelte Lage Alufolie fest einwickeln und im vorgeheizten Ofen 50 bis 60 Minuten backen,
bis sie so weich sind, dass man ohne nennenswerten Widerstand mit einem spitzen Messer hineinstechen kann. Herausnehmen und abkühlen lassen. Mit Hilfe von Küchenpapier die
Schalen der Roten Bete abrubbeln – wichtig: dabei Einmalhandschuhe anziehen. Das Fruchtfleisch in etwa 1 Zentimeter große
Würfel schneiden und in eine Schüssel geben. Beiseitestellen.

Während der Backzeit der Roten Bete die Pekannüsse in einer kleinen Pfanne (ohne Öl) unter Rühren 4 bis 5 Minuten
rösten, bis sie eine etwas dunklere Farbe angenommen haben
(aufpassen, dass sie nicht verbrennen). Die Nüsse zum Abkühlen auf einen Teller geben.

Ebenfalls zwischendurch die Ziegenkäsetaler nebeneinander
in eine kleine flache Auflaufform legen und auf beiden Seiten
mit Olivenöl bestreichen. Mit Salz, Pfeffer und Thymian bestreuen und in den Kühlschrank stellen.

Kurz bevor der Salat fertiggestellt wird, den Backofen auf 200
°C vorheizen. Die Ziegenkäsetaler 3 bis 4 Minuten backen, bis
sie durchgewärmt, aber noch nicht geschmolzen sind.

Den Friséesalat in eine separate Schüssel geben und mit 4
Esslöffeln Zitrus-Vinaigrette mischen. Die Rote-Bete-Würfel
ebenfalls mit 4 Esslöffeln Vinaigrette mischen.

Zum Servieren den Friséesalat und die Rote Bete auf vier Tellern anrichten. Jeweils einen Ziegenkäsetaler obenauf setzen und mit den gerösteten Pekannüssen, den Oliven und Schnittlauchröllchen garnieren. Mit der restlichen Vinaigrette beträufeln (nach Belieben).

Nährwerte pro Portion: Brennwert 341 Kalorien; Fett 29 g (gesättigte Fette 6,7 g), Cholesterin 13 mg, Ballaststoffe 4 g, Proteine (Eiweiß) 9 g, Kohlenhydrate 14 g, Natrium 479 mg

Salat Niçoise mit Wildlachs

Phase 2: Aufbauessen
glutenfrei
ohne Milchprodukte

4 Portionen als Hauptgericht,
8 Portionen als Vorspeise
Vorbereitungszeit: 40 Minuten
Garzeit: 20 Minuten

Bei dieser Variante des traditionellen Salat Niçoise wird Wildlachs statt des üblichen Thunfisches verwendet. In vier Portionen aufgeteilt, ergibt der Salat ein köstliches Mittag- oder Abendessen. Sie können ihn aber auch genauso gut in acht Portionen aufteilen und in größerer Runde als Vorspeise servieren.

8 kleine rote Kartoffeln à ca. 50 g
240 g Prinzessbohnen, Stängelansätze abgeschnitten
4 Wildlachsfilets à ca. 150 g
7 EL natives Olivenöl extra
2 EL frisch gepresster Zitronensaft

1½ TL schwarzer Pfeffer aus der Mühle

1 TL naturreines Salz

2 EL Rotweinessig

2 mittelgroße Knoblauchzehen

1 TL Dijon-Senf

2 Anchovis (Sardellenfilets)

24 Kirschtomaten, halbiert

8 Hände voll Blattsalat (mehrere Sorten gemischt),
   in mundgerechte Stücke gezupft

4 hart gekochte Eier, geschält und halbiert

24 entsteinte Oliven (nach Belieben schwarze und
   grüne gemischt)

2 EL Schnittlauchröllchen

Die Kartoffeln in einen mittelgroßen Topf geben und mit kaltem Wasser bedecken. Zum Kochen bringen und die Kartoffeln 10 bis 12 Minuten garen, bis sie weich sind. Abgießen und zum Abkühlen beiseitestellen. Die abgekühlten Kartoffeln schälen und vierteln.

Eine Schüssel mit Eiswasser bereitstellen. In einem kleinen Topf Wasser zum sprudelnden Kochen bringen. Die Prinzessbohnen hinzufügen und 1 bis 2 Minuten bissfest garen. Abgießen und sofort kurz ins Eiswasser legen. Die Bohnen in ein Sieb abgießen und beiseitestellen.

Den Backofen auf 230 °C vorheizen.

Die Lachsfilets in eine flache Auflaufform legen und mit 1 Esslöffel Olivenöl und dem Zitronensaft beträufeln. Jeweils einen halben Teelöffel Pfeffer und Salz darüber streuen. Den Lachs etwa 12 Minuten im vorgeheizten Ofen backen, bis er gerade durchgegart ist (bleibt er zu lange im Ofen, wird er trocken).

Für das Dressing Rotweinessig, Knoblauch, Senf, Anchovis, das restliche Olivenöl, das restliche Salz und den restlichen Pfeffer in den Mixer geben und glatt pürieren.

In separaten Schüsseln mischen: die Kartoffeln und Bohnen jeweils mit 1,5 Esslöffeln Dressing, die Tomaten mit 1 Esslöffel Dressing und den Blattsalat mit 3 Esslöffel Dressing.

Zum Servieren den Blattsalat auf vier (oder acht) Teller verteilen und darauf jeweils Kartoffeln, Bohnen, Tomaten, Eier und Oliven dekorativ anrichten. Zum Schluss mit Schnittlauchröllchen bestreuen und den Lachs dazu servieren.

Nährwerte pro Portion (als Hauptgericht): Brennwert 644 Kalorien; Fett 40 g (gesättigte Fette 7,2 g), Cholesterin 281 mg, Ballaststoffe 7 g, Proteine (Eiweiß) 43 g, Kohlenhydrate 28 g, Natrium 480 mg

Asiatischer Salat mit Erdnuss-Dressing

Phase 2: Aufbauessen	4 Portionen
vegetarisch	Portion: ½ l
schnell	Ergibt: 2 l
	Vorbereitungszeit: 20 Minuten

Diesen nussig-würzig schmeckenden Salat kann man zu jeder Jahreszeit als Hauptgericht verzehren. Jicama, auch Yambohne, Bengkoang oder Man-kaeo genannt, ist ein Knollengemüse, das in tropi-

schen Regionen angebaut wird. Man bekommt es in Asialäden. Das helle Fruchtfleisch schmeckt fruchtig-süßlich und ein wenig nussig.

Für das Dressing:

4 gestrichene EL Erdnussmus
  (aus 100 Prozent Erdnüssen, ohne Zusätze)
4 EL natives Olivenöl extra
4 EL dunkles Miso (ideal. Genmai-Miso)
4 EL frisch gepresster Limettensaft
4 EL Wasser

Für den Salat

½ kleiner Chinakohl (ca. 125 g),
  in feine Streifen geschnitten
200 g Jicama, geschält und in feine Stifte
  geschnitten
2 große Möhren, geschält und in feine
  Stifte geschnitten
70 g Mandelstifte
1 halbe Orange, geschält und in Spalten geschnitten
120 g Sojabohnensprossen
120 g tiefgekühlte geschälte Edamame
  (junge Sojabohnenkerne), aufgetaut

Die Zutaten für das Dressing in eine Schüssel geben und sehr gründlich mischen.

Die Zutaten für den Salat in eine große Schüssel geben. Das Dressing hinzufügen und den Salat mischen.

Nährwerte pro Portion: Brennwert 398 Kalorien; Fett 24 g (gesättigte Fette 2,9 g), Cholesterin 0 mg, Ballaststoffe 11 g, Proteine (Eiweiß) 22 g, Kohlenhydrate 31 g, Natrium 83 mg

Fisch und Meeresfrüchte

Fischfilet in Balsamico-Marinade

Phase 2: Aufbauessen	4 Portionen
glutenfrei	Portion: 180 g
ohne Milchprodukte	Ergibt: 720 g
eifrei	Vorbereitungszeit: 10 Minuten
	Marinierzeit: 2 bis 4 Stunden
	Garzeit: 8 bis 10 Minuten

Die Balsamico-Marinade erzeugt eine herrliche Kruste auf dem Fisch. Grillen Sie die Fischfilets bei mittlerer Hitze oder nur wenig darüber. Bei zu hohen Temperaturen verkohlt der Fisch im Nu. Kürzer als zwei Stunden sollten Sie den Fisch nicht marinieren, drei oder vier Stunden sind besser. Für dieses Rezept eignen sich Filets vom Kabeljau, Zander oder Lachs besonders gut.

4 Fischfilets à 180 g, z. B. Kabeljau, Zander oder Lachs

Für die Marinade:
4 EL Balsamico-Essig
4 EL natives Olivenöl extra

2 mittelgroße Knoblauchzehen,
   geschält und fein zerkleinert
2 TL fein gewürfelte Schalotten
1 EL fein zerkleinerte Petersilie
1 TL fein zerkleinerter Oregano
½ TL naturreines Salz
½ TL schwarzer Pfeffer aus der Mühle

Außerdem:
1 TL natives Olivenöl extra
   (bei Zubereitung in einer Grillpfanne)
2 EL frisch gepresster Zitronensaft
2 EL fein zerkleinerte frische Kräuter,
   z. B. Schnittlauch, Oregano, Petersilie
   oder Basilikum

Die Fischfilets kalt abspülen, gut trocken tupfen und nebeneinander in eine flache Schüssel legen.

Die Zutaten für die Marinade in eine Schüssel geben und gründlich mischen. Die Marinade über den Fisch gießen und die Fischfilets mehrmals darin wenden. Zum Marinieren die Schüssel mit Frischhaltefolie verschließen und 2 bis 4 Stunden in den Kühlschrank stellen, dabei die Filets zwischendurch einmal wenden.

Den Holzkohlen- oder Elektrogrill auf mittlere Hitze bringen bzw. die Grillpfanne erhitzen und mit 1 Teelöffel Olivenöl ausstreichen. Die Fischfilets 5 Minuten grillen, dann wenden und 1 bis 5 Minuten grillen, bis sie den bevorzugten Gargrad (fast oder ganz durch) erreicht haben. Die genaue Garzeit hängt von der verwendeten Fischart und der Dicke der Filets ab.

Zum Servieren die Fischfilets mit Zitronensaft beträufeln und mit den Kräutern bestreuen.

Nährwerte pro Portion: Brennwert 237 Kalorien; Fett 11 g (gesättigte Fette 1,8 g), Cholesterin 140 mg, Ballaststoffe 0 g, Proteine (Eiweiß) 31 g, Kohlenhydrate 1 g, Natrium 122 mg

Marinierter Kabeljau mit Miso-Dressing

Phase 2: Aufbauessen

glutenfrei

ohne Milchprodukte

eifrei

4 Portionen

Portion: 1 Kabeljaufilet à 180 g

plus 2 Esslöffel Dressing

Ergibt: 720 g Fisch,

120 ml Dressing

Vorbereitungszeit:

10 Minuten

Marinierzeit: 1 Stunde

Garzeit: 10 Minuten

Außen knusprig-braun und innen saftig ist dieser Fisch, der durch die Kombination mit Orangensaft, Frühlingszwiebeln und Miso-Dressing einen köstlichen erfrischenden Geschmack erhält. Den Fisch können Sie natürlich auch auf dem Holzkohlengrill zubereiten. Statt des Kabeljaus eignen sich auch Seelachs oder Zander.

4 Kabeljaufilets à 180 g

Für die Marinade:

4 EL frisch gepresster Orangensaft

2 EL natives Olivenöl extra

1 EL Tamari (Original-Sojasauce)

¼ TL naturreines Salz

1 TL schwarzer Pfeffer aus der Mühle

Miso-Dressing, Menge und Zubereitung
gemäß Rezept Seite 265

Außerdem:

natives Olivenöl extra zum Braten

1 Limette, geviertelt

4 kleine Frühlingszwiebeln, in feine Ringe geschnitten

Die Fischfilets kalt abspülen, gut trocken tupfen und nebeneinander in eine flache Schüssel legen.

Die Zutaten für die Marinade in eine Schüssel geben und gründlich mischen. Die Marinade über den Fisch gießen und die Fischfilets mehrmals darin wenden. Zum Marinieren die Schüssel mit Frischhaltefolie verschließen und etwa 1 Stunde in den Kühlschrank stellen.

Knapp 1 Esslöffel Öl in einer Grillpfanne verstreichen und bis zum Rauchpunkt (heiß, aber nicht rauchend) erhitzen. Den Fisch aus der Marinade nehmen, dabei überschüssige Marinade abschütteln. Die Fischfilets 5 Minuten grillen, dann wenden und 4 bis 5 Minuten grillen, bis sie den bevorzugten Gargrad (fast oder ganz durch) erreicht haben.

Zum Servieren 2 Esslöffel Miso-Dressing auf jeden Teller geben und jeweils ein Fischfilet hineinlegen. Jeweils ein Limettenviertel obenauf setzen und das Ganze mit Frühlingszwiebeln bestreuen.

Nährwerte pro Portion: Brennwert 327 Kalorien; Fett 22 g (gesättigte Fette 3,1 g), Cholesterin 65 mg, Ballaststoffe 1 g, Proteine (Eiweiß) 28 g, Kohlenhydrate 5 g, Natrium 489 mg

Wildlachs-Burger mit asiatischem Kohlsalat

Phase 2: Aufbauessen	2 Portionen
glutenfrei	Portion: 3 Burger plus
ohne Milchprodukte	die halbe Salatmenge
	Ergibt: 6 Burger und
	ca. 750 g Salat
	Vorbereitungszeit: 20 Minuten
	Garzeit: 10 Minuten

Hijiki (auch Hiziki genannt) ist eine Speisealge – wie Nori –, die zum Beispiel häufig für Sushi verwendet wird. Dieses »Meeresgemüse« steckt voller Mineralien, darunter Jod, das bei der Schilddrüsenfunktion eine wichtige Rolle spielt. Es bringt ein angenehmes frisches Aroma in diese Fischburger.

Für die Burger:

180 g Wildlachs aus der Dose, fein zerkleinert
75 g fein gewürfelte rote Paprikaschote
25 g fein zerkleinerte Frühlingszwiebel (nur das Weiße)

25 g fein zerkleinerter Staudensellerie

4 gestrichene EL Sojamehl

2 EL fein zerkleinertes Koriandergrün

1 Ei (ideal: Omega-3-Ei)

1 Prise naturreines Salz

1 Prise schwarzer Pfeffer aus der Mühle

1 EL Sesamöl

Für den Salat:

250 g Chinakohl, in feine Streifen geschnitten

250 g Bio-Salatgurke, ungeschält, gründlich
gewaschen, entkernt und in feine Scheiben
geschnitten

200 g Rettich, geschält und in sehr feine Scheiben
geschnitten

25 g Hijiki, 30 Minuten in Wasser eingeweicht,
dann gut ausgedrückt

4 EL naturreiner Reisweinessig

2 EL Honig

2 EL fein zerkleinertes Koriandergrün

Alle Zutaten – außer dem Sesamöl – für die Fischburger in eine große Schüssel geben und gründlich vermengen. Aus der Masse sechs Burger formen. Eine große Pfanne bei mittlerer Hitze sehr heiß werden lassen. Das Sesamöl hinzufügen und die Pfanne bewegen, bis das Öl ihren Boden bedeckt (oder mit dem Backpinsel verteilen). Die Burger zugeben und auf jeder Seite 3 bis 5 Minuten braten, bis sie durch, aber noch saftig sind.

Alle Zutaten für den Salat in eine große Schüssel geben und mischen.

Zum Servieren den Salat auf zwei Teller verteilen und jeweils drei Fischburger obenauf setzen.

Nährwerte pro Portion: Brennwert 406 Kalorien; Fett 16 g (gesättigte Fette 3 g), Cholesterin 126 mg, Ballaststoffe 5 g, Proteine (Eiweiß) 31 g, Kohlenhydrate 41 g, Natrium 221 mg

Gedünstete Kammmuscheln mit Pfirsich-Kiwi-Salsa

Phase 2: Aufbauessen
ohne Milchprodukte
eifrei

2 Portionen
Portion: 250 g Kammmuscheln, 2 Baby-Paksoi plus 5 Esslöffel Buchweizengrütze
Vorbereitungszeit: 20 Minuten
Garzeit: 10 Minuten

Die leicht gebräunten Kammmuscheln in Kombination mit Früchten und Honig ergeben einen raffinierten Geschmack. Kiwis sind reich an Ballaststoffen, Kalium und Vitamin C. Salate, Sauce oder Chutneys der unterschiedlichsten Art sind eine gesunde Ergänzung. In der Saison können Sie für die Salsa frische Pfirsiche verwenden.

80 g Buchweizengrütze
500 g ausgelöste Kammmuscheln

1 EL natives Olivenöl extra
1 kleine rote Zwiebel, geschält und sehr fein gewürfelt
250 g gefrorene Pfirsiche, aufgetaut und sehr fein
  gewürfelt
3 Kiwis, geschält und sehr fein gewürfelt
1 TL Honig
1 TL frisch gepresster Zitronensaft
1 Prise naturreines Salz
4 EL fein zerkleinertes Koriandergrün
4 kleine Köpfe Paksoi (Baby-Paksoi)

Die Buchweizengrütze gemäß Packungsanweisung garen und warm stellen.

Die Kammmuscheln kurz kalt abspülen und gründlich trocken tupfen. Das Olivenöl in einer großen Pfanne bei mittlerer Hitze heiß werden lassen. Darauf achten, dass das Öl den Pfannenboden vollständig bedeckt (ggf. durch Bewegen der Pfanne verteilen). Die Muscheln nebeneinander in die Pfanne legen und 2 bis 3 Minuten braten, bis die Unterseite leicht gebräunt ist. Vorsichtig wenden und weitere 3 Minuten braten. Die Pfanne vom Herd nehmen und samt der Muscheln kurz beiseitestellen.

Für die Salsa Zwiebeln, Pfirsiche, Kiwi, Honig, Zitronensaft, Salz und Koriander in eine Schüssel geben und gründlich mischen.

Den Paksoi in einem Dampfkorb (Bambusdämpfer) bissfest dämpfen.

Zum Servieren den Paksoi auf zwei Teller geben und jeweils

die Hälfte der Muscheln sowie der Buchweizengrütze obenauf setzen. Zum Schluss die Salsa darübergeben.

Nährwerte pro Portion: Brennwert 549 Kalorien; Fett 12 g (gesättigte Fette 0 g), Cholesterin 60 mg, Ballaststoffe 13 g, Proteine (Eiweiß) 43 g, Kohlenhydrate 62 g, Natrium 903 mg

Fleisch und Geflügel

Schweinefilet mit Mojo-Sauce

Phase 2: Aufbauessen	6 Portionen
glutenfrei	Portion: 120 g
ohne Milchprodukte	Ergibt: 720 g
eifrei	Vorbereitungszeit: 15 Minuten
	Marinierzeit: 1 Stunde
	Garzeit: 15 bis 20 Minuten

Auf dem Holzkohlengrill zubereitet, schmeckt das zarte, aromatische Schweinefilet besonders gut. Im Sommer sind gegrillte Maiskolben und erntefrische, in Scheiben geschnittene Tomaten die idealen Begleiter. Die Mojo-Sauce, eine kalte, scharfe Knoblauchsauce, die der kanarischen Küche entstammt, können Sie einen Tag im Voraus zubereiten und im Kühlschrank aufbewahren.

750 g Schweinefilet (2 Stück)
1 EL natives Olivenöl extra

1 Knoblauchzehe, geschält und in der
   Knoblauchpresse zerdrückt
¼ TL naturreines Salz
¼ TL schwarzer Pfeffer aus der Mühle

Für die Mojo-Sauce:
120 ml frisch gepresster Orangensaft
2 EL frisch gepresster Limettensaft
2 EL natives Olivenöl extra
2 Knoblauchzehen, sehr fein zerkleinert
2 EL fein zerkleinertes Koriandergrün
2 TL fein zerkleinerter Oregano
1 TL sehr fein zerkleinerte scharfe Chilischote
½ TL Kreuzkümmel
¼ TL naturreines Salz
¼ TL schwarzer Pfeffer aus der Mühle

Außerdem:
1 TL natives Olivenöl extra
   (bei Verwendung einer Grillpfanne)

Die Schweinefilets mit Olivenöl, Knoblauch, Salz und Pfeffer sorgfältig einreiben. Die Filets auf einen Teller legen, mit Alufolie abdecken und zum Marinieren mindestens 1 Stunde oder (besser) über Nacht in den Kühlschrank stellen.

Alle Zutaten für die Mojo-Sauce in eine kleine Schüssel geben und gründlich mischen.

Den Holzkohlen- oder Elektrogrill auf mittlere Hitze brin-

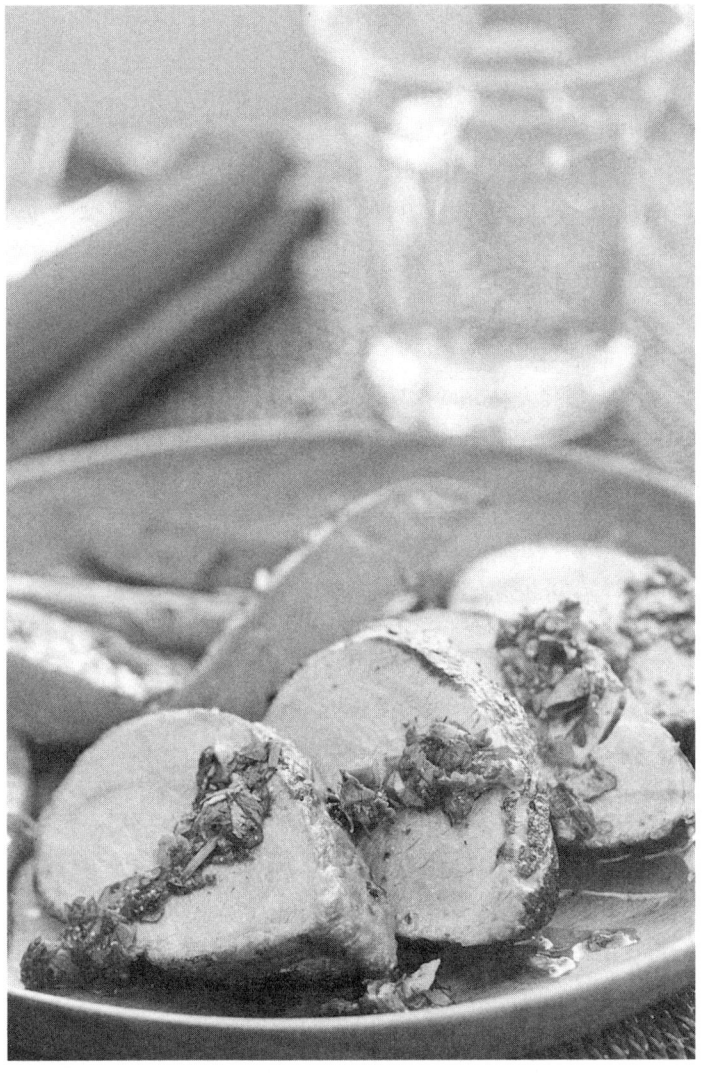

gen bzw. die Grillpfanne erhitzen und mit 1 Teelöffel Olivenöl ausstreichen.

Alternativ: Den Backofen auf 230 °C vorheizen.

Die Schweinefilets auf den Grill oder in die Grillpfanne legen und 8 Minuten grillen. Die Filets wenden und weitere 7 bis 9 Minuten grillen. Die Grillzeit richtet sich nach der Dicke der Filets und dem gewünschten Gargrad (innen noch zartrosa sind sie am saftigsten).

Alternativ: Die Schweinefilets etwa 20 Minuten im vorgeheizten Ofen braten.

Die Filets 10 Minuten ruhen lassen, dann in Scheiben schneiden (Medaillons) und mit Mojo-Sauce beträufelt servieren.

Nährwerte pro Portion: Brennwert 208 Kalorien; Fett 11 g (gesättigte Fette 2,3 g), Cholesterin 63 mg, Ballaststoffe 0 g, Proteine (Eiweiß) 23 g, Kohlenhydrate 3 g, Natrium 206 mg

Gemüse-Curry mit Fleisch nach thailändischer Art

Phase 2: Aufbauessen	4 Portionen
glutenfrei	Portion: ½ l
ohne Milchprodukte	Ergibt: 2 l
eifrei	Vorbereitungszeit: 25 Minuten
schnell	Garzeit: 15 Minuten

In weit weniger als einer Stunde steht dieser Eintopf auf dem Tisch. Wer gerne scharf isst, kann die Menge der Chilipaste verdoppeln.

¾ TL naturreines Salz

120 g Prinzessbohnen, Stängelansätze abgeschnitten

180 g Brokkoliröschen

300 ml ungesüßte Kokosmilch

1 TL Sambal Manis (thailändische rote Chilipaste)

30 g rohe ungesalzene Cashewkerne, grob gehackt

2 EL helles Sesamöl

2 EL dunkles Sesamöl

1 mittelgroße rote Paprikaschote, entkernt und in
1 cm große Stücke geschnitten

2 große Shiitake(-Pilze), gesäubert, Stiel entfernt,
Hüte fein gewürfelt

1 mittelgroße Möhre, geschält und in Julienne
geschnitten

450 g Rinderfilet, in dünne Streifen geschnitten

1 kleine Hand voll Basilikumblätter, in feine Streifen
geschnitten

1 EL frisch gepresster Limettensaft

1 Limette (nach Belieben mehr), geviertelt

Eine Schüssel mit Eiswasser bereitstellen. In einem Topf etwa 1,5 Liter Wasser mit einer Prise Salz zum sprudelnden Kochen bringen. Die Prinzessbohnen hinzufügen und 1 Minute blanchieren. Mit dem Sieblöffel herausheben und sofort kurz ins Eiswasser legen. Herausnehmen und in ein Sieb geben. Das Wasser erneut zum sprudelnden Kochen bringen und die Brokkoliröschen 30 Sekunden blanchieren. Abgießen und ebenfalls sofort ins Eiswasser legen. Abgießen und den Brokkoli zu den

Bohnen geben. Das Sieb mit dem Gemüse beiseitestellen.

Kokosmilch und Sambal Manis in eine Schüssel geben und gründlich mischen. Beiseitestellen.

Die Cashewkerne in einer Pfanne (ohne Öl) bei mittlerer Hitze unter Rühren 3 bis 4 Minuten rösten, bis sie ein wenig Farbe angenommen haben (nicht bräunen). Zum Abkühlen auf einen Teller legen. Beiseitestellen.

Je 1 Esslöffel helles und dunkles Sesamöl in einer großen Pfanne bei mittlerer Hitze heiß werden lassen. Die Paprikastückchen hinzufügen und unter Rühren 30 Sekunden andünsten. Die Pilze zugeben und unter Rühren 2 Minuten andünsten. Prinzessbohnen, Brokkoli, Möhren und 1 Prise Salz unterheben und 1 Minute rühren. Die Gemüsemischung in eine Schüssel geben und kurz beiseitestellen.

In derselben (ungesäuberten) Pfanne das restliche helle und dunkle Sesamöl heiß werden lassen. Das Fleisch hinzufügen und 2 Minuten anbraten. Das restliche Salz darüberstreuen. Das Fleisch wenden und braten, bis es gebräunt ist. Die gewürzte Kokosmilch zugießen, zum Kochen bringen und etwa 3 Minuten kochen lassen, bis die Flüssigkeit etwas reduziert ist. Die Gemüsemischung unterheben und durchwärmen lassen. Zum Schluss vorsichtig Basilikum und Limettensaft unterrühren.

Zum Servieren die Cashewkerne über das Curry streuen und die geviertelte Limette dazu reichen.

Nährwerte pro Portion: Brennwert 401 Kalorien; Fett 28 g (gesättigte Fette 3,25 g), Cholesterin 55 mg, Ballaststoffe 4 g, Proteine (Eiweiß) 24 g, Kohlenhydrate 16 g, Natrium 212 mg

Hühnerschnitzel mit Koriander-Buttermilch-Dressing

Phase 2: Aufbauessen	4 Portionen
glutenfrei	Portion: 1 Schnitzel à 120 g
schnell	plus 2 Esslöffel Dressing
	Ergibt: 480 g plus
	120 ml Dressing
	Vorbereitungszeit: 10 Minuten
	Garzeit: 2 bis 4 Minuten pro
	Partie

Dies ist eine glutenfreie Alternative zum traditionell panierten Hühnerschnitzel. Die Kruste aus Maismehl schmeckt herrlich aromatisch. Mit Limettensaft und Koriander-Buttermilch-Dressing (Rezept Seite 261) beträufelt, schmeckt das Hühnerfleisch köstlich. Noch besser ist es, wenn Sie die Schnitzel auf einem »grünen Bett« aus gemischtem Blattsalat servieren.

4 EL Kichererbsenmehl (oder Sojamehl)

¼ TL naturreines Salz

¼ TL schwarzer Pfeffer aus der Mühle

1 großes Ei

1 TL gefiltertes Wasser
(oder stilles Mineralwasser)

8 EL Bio-Maismehl

4 Hühnerbrustschnitzel à 120 g und 6 mm dünn

3 EL natives Olivenöl extra

naturreines Salz zum Bestreuen (nach Belieben)

1 Limette (nach Belieben mehr), geviertelt

Koriander-Buttermilch-Dressing, Menge und
Zubereitung gemäß Rezept Seite 261

Kichererbsenmehl, Salz und Pfeffer auf einem großen, flachen
Teller gründlich mischen. Das Ei mit dem Wasser in einem tiefen Teller verquirlen. Das Maismehl auf einen flachen Teller
geben.

Die Schnitzel in dem gewürzten Kichererbsenmehl wenden.
Überschüssiges Mehl abschütteln und die Schnitzel in dem verquirlten Ei wenden und überschüssiges Ei abtropfen lassen.
Zum Schluss die Schnitzel in dem Maismehl wenden, sodass
sie reichlich mit dem Maismehl überzogen sind.

In einer großen Pfanne 2 Esslöffel Olivenöl sehr heiß werden
lassen (Stufe zwischen mittlerer und starker Hitze, das Öl darf
nicht rauchen). Zwei Schnitzel hinzufügen und auf jeder Seite 1 bis 2 Minuten braten, bis sie goldbraun und knusprig sind.
Herausnehmen und das restliche Olivenöl in die Pfanne geben
und die beiden anderen Schnitzel genauso braten.

Zum Servieren die Schnitzel mit etwas Salz bestreuen (nach
Belieben). Die Limettenviertel und das Koriander-Buttermilch-Dressing dazu reichen.

Nährwerte pro Portion: Brennwert 293 Kalorien; Fett 13 g (gesättigte Fette 2,8 g), Cholesterin 124 mg, Ballaststoffe 1 g, Proteine
(Eiweiß) 30 g, Kohlenhydrate 9 g, Natrium 249 mg

Pfannengerührtes Hühnchen mit Brokkoli

Phase 2: Aufbauessen   4 Portionen
glutenfrei   Portion: ½ l
ohne Milchprodukte   Ergibt: 2 l
eifrei   Vorbereitungszeit: 30 Minuten
                              Marinierzeit: 30 Minuten
                              Garzeit: 12 Minuten

Die Kombination aus Hühnerfleisch und Brokkoli bekommt durch die Chilipaste eine raffinierte Schärfe. Um die schöne grüne Farbe des Brokkolis zu erhalten, sollten Sie die Röschen unbedingt nach dem Blanchieren in Eiswasser tauchen. Pfeilwurzmehl, ein Stärkemehl, bekommen Sie im Reformhaus oder in Bioläden.

600 g Hühnerbrustfilet, in 5 mm dünne,
    kurze Streifen geschnitten

Für die Marinade:
6 EL Tamari (Original-Sojasauce)
2 EL Reisweinessig
1 EL dunkles Sesamöl
1 TL Honig
1 TL Sambal Manis (thailändische rote Chilipaste)

Außerdem:
120 g Naturreis
1 mittelgroßer Brokkoli, in Röschen zerlegt
1 Prise naturreines Salz

30 g rohe, ungesalzene Cashewkerne,
  grob gehackt

2 TL Pfeilwurzmehl

3 EL helles Sesamöl

2 große Knoblauchzehen, geschält und
  fein zerkleinert

2 TL geriebener frischer Ingwer

2 Frühlingszwiebeln, in feine Ringe geschnitten

Das Hühnerfleisch in eine große Schüssel geben.

Alle Zutaten für die Marinade in eine kleine Schüssel geben und gründlich mischen. Die Marinade unter das Hühnerfleisch mischen. Zum Marinieren die Schüssel mit Frischhaltefolie verschließen und 30 Minuten (oder maximal 2 Stunden) in den Kühlschrank stellen.

In der Zwischenzeit den Reis nach Packungsanweisung garen.

Eine Schüssel mit Eiswasser bereitstellen. In einem Topf etwa 1,5 Liter Wasser mit einer Prise Salz zum sprudelnden Kochen bringen. Den Brokkoli hinzufügen und 1 Minute blanchieren. Abgießen und sofort kurz ins Eiswasser legen. Abgießen und den Brokkoli mit Küchenpapier trocken tupfen.

Die Cashewkerne in einer Pfanne (ohne Öl) bei mittlerer Hitze unter Rühren 4 bis 5 Minuten rösten, bis sie Farbe angenommen haben (nicht bräunen). Zum Abkühlen auf einen Teller legen.

Das Hühnerfleisch aus der Marinade nehmen und dabei über der Schüssel abtropfen lassen und auf einen Teller legen. In die

verbliebene Marinade das Pfeilwurzmehl einrühren und griff-
bereit stellen.

In einer großen Pfanne oder einem Wok bei starker Hitze
das helle Sesamöl sehr heiß werden lassen (das Öl darf nicht
rauchen). Das Hühnerfleisch hinzufügen und 2 Minuten lang
schnell rühren. Herausnehmen und auf einen sauberen Teller legen.

Knoblauch und Ingwer in die Pfanne/den Wok geben und
30 Sekunden lang schnell rühren. Den Brokkoli und das Hühnerfleisch zugeben und etwa 2 Minuten lang rühren, bis das
Hühnerfleisch durchgegart ist. Die Frühlingszwiebeln und das
angerührte Pfeilwurzmehl unterrühren. Etwa 1 Minuten garen,
bis die Flüssigkeit angedickt ist. Die Cashewkerne unterrühren
und durchwärmen lassen.

Zum Servieren die Hühnchen-Brokkoli-Mischung auf Teller
geben und den Reis hinzufügen.

Nährwerte pro Portion: Brennwert 523 Kalorien; Fett 25 g (gesättigte Fette 4,3 g), Cholesterin 82 mg, Ballaststoffe 6 g, Proteine
(Eiweiß) 42 g, Kohlenhydrate 34,5 g, Natrium 1066 mg

Vegetarische Hauptgerichte

In Balsamico marinierter Tofu mit Kräutern und Spinat

Phase 2: Aufbauessen	4 Portionen
glutenfrei	Portion: 1 Scheibe Tofu
ohne Milchprodukte	plus ¼ l Spinat
eifrei	Ergibt: 400 g Tofu plus
vegetarisch	1 l Spinat
	Vorbereitungszeit: 10 Minuten
	Abtropf- und Marinierzeit:
	mindestens 1 Stunde
	Garzeit: 12 bis 15 Minuten

Die Balsamico-Marinade verleiht dem Tofu eine mediterrane Note. Damit sich der Tofu sich schön knusprig braten lässt, sollte die Abtropf- bzw. Presszeit mindestens 30 Minuten betragen – je länger umso besser.

Für den Tofu:

400 g extrafester Tofu
   (1 große Packung oder 2 x 200 g)
1 EL natives Olivenöl extra zum Braten

Für die Marinade:

3 EL Olivenöl
2 EL Balsamico-Essig
1 kleine Knoblauchzehe, geschält und fein zerkleinert
1 TL fein zerkleinerte Petersilie

1 TL fein zerkleinerte Rosmarinnadeln

1 TL fein zerkleinerte Thymianblättchen

¼ TL naturreines Salz

½ TL schwarzer Pfeffer aus der Mühle

Für den Spinat:

3 EL natives Olivenöl extra

4 mittelgroße Knoblauchzehen, geschält und fein zerkleinert

900 g Spinat, verlesen

½ TL naturreines Salz

½ TL schwarzer Pfeffer aus der Mühle

½ TL abgeriebene Zitronenschale

Den 400-g-Tofu-Block senkrecht halbieren und die Hälften waagerecht halbieren (200-g-Blöcke nur halbieren). Ein Tablett, auf dem die vier Tofuscheiben bequem nebeneinanderpassen, mit einer dicken Lage Küchenpapier auslegen. Die Tofuscheiben nebeneinander daraufsetzen und mit einer dicken Lage Küchenpapier abdecken. Ein ungefähr gleich großes zweites Tablett oder Schneidebrett auflegen und beschweren (mit Konservendosen oder einer schweren Pfanne). Das Ganze mindestens 30 Minuten in den Kühlschrank stellen.

In der Zwischenzeit die Zutaten für die Marinade in eine kleine Schüssel geben und gründlich mischen.

Den Tofu aus dem Kühlschrank nehmen und sehr gründlich trocken tupfen. Die Tofuscheiben nebeneinander in eine flache Auflaufform legen und mit der Marinade übergießen. Zum Marinieren die Form mit Frischhaltefolie verschließen und mindestens 30 Minuten in den Kühlschrank stellen. Je länger der Tofu mariniert, desto intensiver nimmt er die Aromen auf.

Für den Spinat das Olivenöl in einer großen Pfanne bei mittlerer Hitze heiß werden lassen. Den Knoblauch hinzufügen und unter Rühren braten, bis er eine leichte goldgelbe Farbe angenommen hat. Spinat, Salz und Pfeffer zugeben und garen, bis die Spinatblätter zusammengefallen sind. Vom Herd nehmen und die abgeriebene Zitronenschale unterrühren.

Den Esslöffel Olivenöl zum Braten in einer großen Pfanne bei mittlerer Hitze heiß werden lassen. Die Tofuscheiben nebeneinander hineinlegen (oder in Partien) und auf jeder Seite 2 bis 3 Minuten braten, bis sie knusprig braun sind.

Zum Servieren den Spinat auf die Teller verteilen und jeweils eine Scheibe Tofu obenauf setzen.

Nährwerte pro Portion: Brennwert 274 Kalorien; Fett 23 g (gesättigte Fette 3,3 g), Cholesterin 0 mg, Ballaststoffe 4 g, Proteine (Eiweiß) 12 g, Kohlenhydrate 9 g, Natrium 615 mg

Vegetarisches Chili mit Blattsalat und Zitronen-Vinaigrette

Phase 2: Aufbauessen

glutenfrei

ohne Milchprodukte

eifrei

vegetarisch

4 Portionen

Portion: ¼ l Chili plus Salat

Ergibt: 1 l Chili

Vorbereitungszeit: 20 Minuten

Garzeit: 30 Minuten

Dieses Chili gehört zu den – im doppelten Sinn – leichten Gerichten, sodass es sich lohnt, gleich die doppelte Menge zu kochen und in einzelnen Portionen einzufrieren. So haben Sie an hektischen Tagen schnell ein leckeres Gericht zur Hand. Wer das Chili nicht ganz so scharf möchte, nimmt weniger Chilipulver.

Für das Chili:

1 Dose Kidneybohnen, abgegossen und abgespült

1 Dose Pintobohnen oder 250 g (Gargewicht) selbst gegarte, abgegossen

2 Dosen oder Tretrapaks gewürfelte Tomaten, inkl. Saft

1 große Gemüsezwiebel, geschält und klein gewürfelt

2 Stangen Staudensellerie, zerkleinert

4 Knoblauchzehen, geschält und fein zerkleinert

1 apfelgroßes Stück Kürbisfruchtfleisch, gewürfelt

½ mittelgroße rote Paprikaschote, entkernt und klein gewürfelt

½ l Bio-Gemüsebrühe

2 EL Melasse (Zuckerrübensirup)

3 EL Chilipulver (Chilipfeffer)

1 EL Kreuzkümmel

Für das Dressing:

4 EL natives Olivenöl extra

2 EL frisch gepresster Zitronensaft

2 EL Balsamico-Essig

1 Prise naturreines Salz

1 Prise schwarzer Pfeffer aus der Mühle

fein zerkleinerte Basilikumblätter oder andere
frische Kräuter (Menge nach Belieben)

2 TL Dijon-Senf

Außerdem:

4 große Hände voll gemischter Blattsalat

Alle Zutaten für das Chili in einen großen Topf geben und bei
mittlerer Hitze zum Köcheln bringen und 20 Minuten köcheln
lassen, bis die Hülsenfrüchte weich sind.

Alle Zutaten für das Dressing in eine kleine Schüssel geben
und gründlich mischen.

Kurz vor dem Servieren den Salat mit dem Dressing mischen
und als separate Beilage zum Chili reichen.

Nährwerte pro Portion Chili: Brennwert 381 Kalorien; Fett 3 g
(gesättigte Fette 0,4 g), Cholesterin 0 mg, Ballaststoffe 24 g, Proteine (Eiweiß) 19 g, Kohlenhydrate 77 g, Natrium 1060 mg

Nährwerte pro 1 Esslöffel Zitronen-Vinaigrette: Brennwert 63 Kalorien; Fett 7 g (gesättigte Fette 1,2 g), Cholesterin 0 mg, Ballaststoffe 0 g, Proteine (Eiweiß) 0 g, Kohlenhydrate 1 g, Natrium 14 mg

Wildreissalat mit Pekannüssen und Cranberrys

Phase 2: Aufbauessen	4 Portionen
ohne Milchprodukte	Portion: ¼ l
eifrei	Ergibt: 1 l
vegetarisch	Vorbereitungszeit: 55 Minuten
	Garzeit: 40 Minuten

Salbei und Putenfleisch gehören zu den klassischen Geschmacks-kombinationen. Die Cranberrys bringen eine feine Süße in den Salat und sind ein köstlicher Gegenpol zu den Aromen der frischen Kräuter. Den Wildreis können Sie am Tag zuvor garen und bei Zimmertemperatur aufbewahren.

Für den Salat:

120 g Wildreis

1 mittelgroße Möhre, geschält und auf dem
   Gemüsehobel geraspelt

1 kleine rote Zwiebel, geschält und fein gewürfelt

180 g gegarte Putenbrust, klein gewürfelt

60 g Pekannüsse, grob gehackt

70 g getrocknete Cranberrys

Für das Dressing:

2 EL Walnussöl

1 TL Dijon-Senf

2 EL Apfelessig

1 TL fein zerkleinerte Salbeiblätter

1 TL fein zerkleinerte Thymianblättchen

Den Wildreis nach Packungsanweisung garen und abkühlen lassen.

Inzwischen alle Zutaten für das Dressing in eine kleine Schüssel geben und gründlich mischen.

Den Reis und alle restlichen Zutaten für den Salat sowie das Dressing in eine große Schüssel geben und das Ganze gründlich mischen.

Nährwerte pro Portion: Brennwert 380 Kalorien; Fett 18 g (gesättigte Fette 2 g), Cholesterin 36 mg, Ballaststoffe 5 g, Proteine (Eiweiß) 19 g, Kohlenhydrate 39 g, Natrium 78 mg

Beilagen

Bulgur mit Cranberry-Aprikosen-Dressing

Phase 2: Aufbauessen · 6 Portionen

glutenfrei · Portion: ⅛ l

ohne Milchprodukte · Ergibt: ¾ l

eifrei · Vorbereitungszeit: 20 Minuten

vegetarisch (bei Verwendung · Garzeit: 10 Minuten

von Gemüsebrühe)

schnell

Erfrischend, appetitlich bunt und voller aromatischem Geschmack ist dieser Salat.

¼ l salzarme Bio-Gemüse- oder Hühnerbrühe

4 EL Wasser

½ TL naturreines Salz

180 g Bulgur

40 g Mandelstifte

Für das Dressing:

3 EL natives Olivenöl extra

2 EL frisch gepresster Zitronensaft

½ TL naturreines Salz

½ TL schwarzer Pfeffer aus der Mühle

50 g getrocknete Cranberrys

50 g ungeschwefelte getrocknete Aprikosen,
   fein gewürfelt

4 EL fein zerkleinerte Petersilie

2 kleine Frühlingszwiebeln (nur das Weiße),
   in feine Ringe geschnitten

Brühe, Wasser und Salz in einen Topf geben und den Bulgur einrühren. Das Ganze bei mittlerer Hitze zum Köcheln bringen und – zugedeckt – 5 bis 6 Minuten köcheln lassen, bis der Bulgur die Flüssigkeit aufgesogen hat. Vom Herd nehmen und noch 5 Minuten quellen lassen.

Inzwischen die Mandelstifte in einer kleinen Pfanne (ohne Öl) unter Rühren 3 bis 4 Minuten rösten, bis sie goldbraun sind. Zum Abkühlen auf einen Teller legen.

Den Bulgur in eine Schüssel geben und mit einer Gabel gründlich lockern.

Alle Zutaten für das Dressing in eine Schüssel geben und gründlich mischen. Das Dressing über den Bulgur gießen und das Ganze gründlich mischen. Den Salat warm oder zimmerwarm servieren.

Nährwerte pro Portion: Brennwert 219 Kalorien; Fett 10 g (gesättigte Fette 1,3 g), Cholesterin 1 mg, Ballaststoffe 6 g, Proteine (Eiweiß) 5 g, Kohlenhydrate 30 g, Natrium 355 mg

Geröstetes Wintergemüse mit Himbeer-Vinaigrette

Phase 2: Aufbauessen	6 Portionen
glutenfrei	Portion: ca. 160 ml
ohne Milchprodukte	Ergibt: ca. 1 l
eifrei	Vorbereitungszeit:
vegetarisch	20 Minuten
	Garzeit: 45 Minuten

Weder das Auge noch die Geschmacksknospen kommen bei dieser mit frischen Kräutern durchsetzten Beilage zu kurz. Die Himbeer-Vinaigrette verleiht dem Gemüse nicht nur eine fruchtige Note, sondern auch einen hübschen Glanz.

360 g Pastinaken, geschält und in 1 cm große Würfel
    geschnitten
360 g Möhren, geschält und in 1 cm große Würfel
    geschnitten
4 große Knoblauchzehen (ungeschält)

½ mittelgroßer (ca.600 g) Butternutkürbis, geschält,
  entkernt und in 1 cm große Würfel geschnitten
240 g Rosenkohl, geputzt und halbiert
4 EL natives Olivenöl extra
1 TL fein zerkleinerte Rosmarinnadeln
1 TL fein zerkleinerte Thymianblättchen
1 TL fein zerkleinerter Oregano
½ TL naturreines Salz
½ TL schwarzer Pfeffer aus der Mühle
5 EL Himbeer-Vinaigrette (siehe Rezept Seite 258)

Den Backofen auf 220 °C vorheizen.

Alle Zutaten – außer der Himbeer-Vinaigrette – in eine große Schüssel geben und gründlich mischen. Die Mischung gleichmäßig und jeweils in einer Schicht auf zwei Backbleche verteilen und im vorgeheizten Ofen (jeweils, sofern kein Umluftofen vorhanden) 45 Minuten braten, bis das Gemüse weich und leicht gebräunt ist. Zwischendrin das Gemüse ein-, zweimal wenden. Herausnehmen und die Schalen von den Knoblauchzehen entfernen.

Das Gemüse auf eine Servierplatte geben und mit Himbeer-Vinaigrette gleichmäßig beträufeln.

Nährwerte pro Portion: Brennwert 279 Kalorien; Fett 19 g (gesättigte Fette 2,7 g), Cholesterin 0 mg, Ballaststoffe 7 g, Proteine (Eiweiß) 3 g, Kohlenhydrate 27 g, Natrium 302 mg

Sommerkürbis mit Orange-Balsamico-Dressing

Phase 2: Aufbauessen	4 Portionen
glutenfrei	Portion: ⅛ l
ohne Milchprodukte	Ergibt: ½ l
eifrei	Vorbereitungszeit: 15 Minuten
vegetarisch	Garzeit: 40 Minuten

Diese Variante an geröstetem Gemüse passt besonders gut zu Fisch.

120 g Zucchini, in 1 cm große Würfel geschnitten
400 g Sommerkürbis-Fruchtfleisch, in 1 cm große
    Würfel geschnitten
3 EL plus ½ TL natives Olivenöl extra
½ TL plus 1 Prise naturreines Salz
½ TL plus 1 Prise schwarzer Pfeffer aus der Mühle
½ ungeschälte, Knolle Knoblauch (horizontal halbiert)
1 EL Balsamico-Essig
1 TL abgeriebene Orangenschale

Den Backofen auf 220 °C vorheizen.

Zucchini- und Kürbiswürfel, 2 Esslöffel Olivenöl, jeweils einen halben Teelöffel Salz und Pfeffer auf ein Backblech geben und gründlich mischen. Das Ganze in einer Schicht auf dem Blech ausbreiten.

Die Schnittfläche der Knoblauchhälfte mit den Prisen Salz und Pfeffer bestreuen. Den Knoblauch fest in Alufolie wickeln und ebenfalls auf das Blech legen.

Das Gemüse 40 Minuten im vorgeheizten Ofen rösten, dabei zwischendrin ein-, zweimal wenden.

Die Zucchini-Kürbis-Mischung auf eine Servierplatte geben. Den Knoblauch etwas abkühlen lassen. Alufolie entfernen, die Knoblauchzehen aus der Knolle herauslösen und unter das Gemüse mischen.

Das restliche Olivenöl, den Balsamico-Essig und die abgeriebene Orangenschale in einer kleinen Schüssel mischen und zunächst die Hälfte davon unter das Gemüse heben. Mit dem restlichen Dressing das Gemüse nach Belieben abschmecken.

Nährwerte pro Portion: Brennwert 152 Kalorien; Fett 12 g (gesättigte Fette 1,6 g), Cholesterin 0 mg, Ballaststoffe 2 g, Proteine (Eiweiß) 3 g, Kohlenhydrate 11 g, Natrium 255 mg

Frühstück

Soja-Nuss-Pfannkuchen mit Erdbeer-Bananen-Sauce

Phase 2: Aufbauessen	4 Portionen
glutenfrei	Portion: 3 Pfannkuchen
ohne Milchprodukte	plus ⅛ l Sauce
schnell	Ergibt: 12 Pfannkuchen
	plus ½ l Sauce
	Vorbereitungszeit: 15 Minuten
	Garzeit: 6 Minuten pro Pfannkuchen

Sie können zusätzlich klein geschnittene frische Früchte in den Pfann-kuchenteig geben oder auf die fertigen Pfannkuchen etwas Nussmus und einen Hauch Honig streichen. Außerhalb der Saison können Sie auch gefrorene – vor der Verwendung aufgetaute – Erdbeeren oder auch Himbeeren verwenden.

Für die Sauce:

1 kleine Banane

320 g frische Erdbeeren

1 TL Honig

Für die Pfannkuchen:

⅛ l Seidentofu, abgetropft

⅛ l pure Sojamilch

2 EL fein geschroteter Leinsamen

12 EL fein gemahlene Mandeln
   (Mandelgrieß)

8 EL Sojamehl

2 TL Backpulver

1 Prise naturreines Salz

1 TL Vanille-Extrakt

1 Ei (ideal: Omega-3-Ei)

Außerdem:

Traubenkernöl

Die Zutaten für die Sauce in den Mixer geben und 5 bis 10 Sekunden pürieren, sodass eine noch bröckelige Sauce entsteht. Die Sauce in eine kleine Schüssel füllen. Den Mixer nicht reinigen.

In den Mixer alle Zutaten für die Pfannkuchen geben und mixen, bis ein glatter Teil entstanden ist.

Eine kleine Pfanne bei mittlerer Hitze heiß werden lassen und dünn mit Traubenkernöl ausstreichen. 4 bis 5 Esslöffel (ca. 60 Milliliter) Teig in die Pfanne geben und gleichmäßig verteilen. Den Pfannkuchen etwa 4 Minuten backen, bis sich an der Oberseite aufplatzende Blasen bilden. Den Pfannkuchen wenden und weitere 2 Minuten backen, bis er durchgebacken ist. So verfahren, bis alle Pfannkuchen gebacken sind, währenddessen die fertigen Pfannkuchen warm halten.

Nährwerte pro Portion Pfannkuchen: Brennwert 221 Kalorien; Fett 14 g (gesättigte Fette 1,7 g), Cholesterin 53 mg, Ballaststoffe 5 g, Proteine (Eiweiß) 14 g, Kohlenhydrate 17 g, Natrium 79 mg

Nährwerte pro Portion Sauce: Brennwert 66 Kalorien; Fett 0 g (gesättigte Fette 0 g), Cholesterin 0 mg, Ballaststoffe 3 g, Proteine (Eiweiß) 1 g, Kohlenhydrate 17 g, Natrium 3 mg

Frühstücks-Burrito

Phase 2: Aufbauessen	1 Portion
ohne Milchprodukte	Portion: 1 Burrito
vegetarisch	Vorbereitungszeit: 2 Minuten
schnell	Garzeit: 10 Minuten

Mit diesem schnell zubereiteten, köstlichen Frühstück bekommen Sie garantiert nicht schon nach einer Stunde wieder Hunger.

2 große Eier

1 EL Wasser

1 Prise schwarzer Pfeffer aus der Mühle

1½ TL natives Olivenöl extra

1 Maistortilla

3 EL Tomatensalsa (siehe Rezept Seite 180)

Eier, Wasser und Pfeffer in eine kleine Schüssel geben und verquirlen.

Das Olivenöl in einer kleinen Pfanne bei mittlerer Hitze heiß werden lassen. Die verquirlten Eier hinzufügen und mit einem Holzlöffel langsam rühren, bis die gewünschte Konsistenz erreicht ist.

Die Maistortilla nach Anweisung auf der Verpackung im Backofen erwärmen.

Zum Servieren die Rühreier und die Tomatensalsa auf die Tortilla geben und diese zusammenrollen.

Nährwerte pro Portion: Brennwert 274 Kalorien; 17 Fett g (gesättigte Fette 4,1 g), Cholesterin 430 mg, Ballaststoffe 2 g, Proteine (Eiweiß) 14 g, Kohlenhydrate 17 g, Natrium 240 mg

Vollkornsandwich mit Kräuter-Rührei

Phase 2: Aufbauessen
glutenfrei (bei Verwendung
von glutenfreiem Brot)
ohne Milchprodukte
vegetarisch
schnell

2 Portionen
Portion: 1 Sandwich
Vorbereitungszeit: 10 Minuten
Garzeit: 2 bis 3 Minuten

Diese Sandwich-Variante mit Vollkornbrot macht richtig satt und eignet sich durchaus auch für ein schnelles Mittagessen. Frische Kräuter und getrocknete Tomaten bringen Farbe und zusätzlichen Geschmack in die Rühreier. Ideal ist es, wenn Sie dafür ein hundertprozentiges Vollkornroggenbrot verwenden – oder ein glutenfreies Brot, das aus einer glutenfreien Mehlmischung (zum Beispiel Reis-, Mais-Buchweizenmehl) hergestellt wird. Beide Brotsorten sind in vielen Bioläden oder in Vollwert-Bäckereien erhältlich.

2 Eier
1 EL Wasser
1 TL fein gewürfelte sonnengetrocknete Tomaten
(evtl. vorhandenes Öl abtupfen)
1 TL Schnittlauchröllchen
1 TL fein zerkleinerte Petersilie
1 TL fein zerkleinerter Oregano
1 Prise naturreines Salz
1 Prise schwarzer Pfeffer aus der Mühle
1 TL natives Olivenöl extra
4 dünne Scheiben (à 30 g) Roggenvollkornbrot

249

Alle Zutaten – außer dem Olivenöl und dem Brot – in eine Schüssel geben und gründlich verquirlen.

Das Olivenöl in einer kleinen Pfanne bei mittlerer Hitze heiß werden lassen. Die Ei-Kräuter-Mischung hinzufügen und mit einem Holzlöffel langsam rühren, bis die gewünschte Konsistenz erreicht ist.

Jeweils die Hälfte des Rühreies auf eine Scheibe Brot legen, die zweite Scheibe obenauf setzen. Die beiden Sandwiches halbieren und sofort servieren.

Nährwerte pro Portion: Brennwert 357 Kalorien; Fett 9 g (gesättigte Fette 1,9 g), Cholesterin 215 mg, Ballaststoffe 16 g, Proteine (Eiweiß) 12 g, Kohlenhydrate 54 g, Natrium 832 mg

Haferbrei mit Johannisbeeren

Phase 2: Aufbauessen	4 Portionen
ohne Milchprodukte	Portion: 180 ml
eifrei	Ergibt: 720 ml
vegetarisch	Vorbereitungszeit: 5 Minuten
	Garzeit: 30 bis 35 Minuten

Die kernigen Haferflocken geben dem Frühstücksbrei ein wenig »Biss«, während der Ahornextrakt und die Gewürze ein feines Aroma beisteuern. Außerhalb der Saison können Sie statt der Johannisbeeren (rot, weiß oder schwarz) auch gefrorene Beerenfrüchte verwenden (vor der Verwendung auftauen und trocken tupfen).

90 g kernige Haferflocken
1 Hand voll Johannisbeeren, abgezupft
1 TL Bio-Ahornsirup
½ TL Zimt
1 Prise Piment (Nelkenpfeffer)
4 EL pure Sojamilch (nach Belieben)

Einen Liter Wasser in einem Topf bei mittlerer Hitze zum Kochen bringen. Die Hitze verringern. Die Haferflocken einrühren und unter gelegentlichem Rühren 20 Minuten köcheln lassen. Die Johannisbeeren zugeben und das Ganze weitere 10 Minuten köcheln lassen, dabei häufiger rühren, damit der Brei nicht anbrennt. Ahornextrakt, Zimt und Piment einrühren. Die Sojamilch (nach Belieben) ganz zum Schluss unterrühren.

Nährwerte pro Portion: Brennwert 199 Kalorien; Fett 3 g (gesättigte Fette 0,6 g), Cholesterin 1 mg, Ballaststoffe 5 g, Proteine (Eiweiß) 7 g, Kohlenhydrate 41,5 g, Natrium 10 mg

Ratatouille-Omelett

Phase 2: Aufbauessen	1 Portion
glutenfrei	Portion: 1 Omelett
ohne Milchprodukte	Vorbereitungszeit: 5 Minuten
vegetarisch	Garzeit: 5 Minuten
schnell	

Wenn nicht ohnehin etwas vom Ratatouille (Rezept Seite 160) übrigbleibt, reservieren Sie drei Esslöffel von diesem geschmackvollen Schmorgemüse für dieses Frühstücksomelett.

2 große Eier

1 EL Wasser

1 Prise naturreines Salz

1 Prise schwarzer Pfeffer aus der Mühle

2 TL natives Olivenöl extra

3 EL Ratatouille (Rezept Seite 160)

2 TL Schnittlauchröllchen

2 entsteinte schwarze Oliven, zerkleinert

Eier, Salz und Pfeffer in eine kleine Schüssel geben und gründlich verquirlen.

Das Olivenöl in einer mittelgroßen Pfanne bei mittlerer Hitze heiß werden lassen. (Wer dickere Omeletts mag, nimmt eine kleine Pfanne.) Die verquirlten Eier hinzufügen und braten, bis die Unterseite fest ist. Während des Bratens mit Hilfe des Pfannenwenders die Ei-Masse anheben, damit das flüssige Ei von der Oberseite unter das Omelett laufen kann.

Auf die eine Hälfte des Omeletts das Ratatouille geben und die andere Hälfte darüberklappen. Die Hitze verringern und das Omelett noch 1 Minute garen, bis das Gemüse durchgewärmt ist.

Zum Servieren das Omelett mit Schnittlauchröllchen und Oliven garnieren.

Nährwerte pro Portion: Brennwert 322 Kalorien; Fett 24,6 g (gesättigte Fette 4,8 g), Cholesterin 363 mg, Ballaststoffe 2 g, Proteine (Eiweiß) 14 g, Kohlenhydrate 10 g, Natrium 716 mg

Spanische Tortilla

Phase 2: Aufbauessen	6 Portionen
glutenfrei	Portion: 1 Stück Tortilla
ohne Milchprodukte	Vorbereitungszeit: 45 Minuten
vegetarisch	Garzeit: 20 bis 25 Minuten

In seiner Heimat heißt dieses Gericht Tortilla Española oder Tortilla de Patatas und ist ein Kartoffelomelett. Es eignet sich nicht nur fürs Frühstück, sondern auch als Vorspeise und Partyhäppchen. Die vergleichsweise große Menge an Olivenöl ist bei diesem Rezept nötig, doch es wird nicht alles mitverzehrt, da die Kartoffeln relativ wenig davon aufsaugen. Am besten gelingt dieses Omelett in einer Antihaft-Pfanne.

7 EL natives Olivenöl extra

2 mittelgroße Zwiebeln, geschält und in
feine Ringe geschnitten

900 g festkochende Kartoffeln, geschält
und in 3 mm dünne Scheiben geschnitten

1 TL naturreines Salz

6 große Eier

½ TL schwarzer Pfeffer aus der Mühle

1 kräftige Prise geräuchertes Paprikapulver (Piementon de la Vera piccante, ersatzweise Rosenpaprika)

In einer mittelgroßen Pfanne 2 Esslöffel Olivenöl erhitzen. Die Zwiebelringe hinzufügen und bei schwacher Hitze etwa 20 Minuten dünsten, bis sie weich und leicht gebräunt sind, dabei zwischendurch zwei-, dreimal wenden.

In der Zwischenzeit 4 Esslöffel Olivenöl in einer großen Pfanne erhitzen. Die Kartoffelscheiben partienweise – jeweils in einer Schicht – auf jeder Seite 1 Minute braten, bis sie leicht gebräunt und am Rand knusprig sind. Die gebratenen Kartoffeln zum Abtropfen auf Küchenpapier legen, abtupfen und mit der Hälfte des Salzes bestreuen.

Den Backofengrill auf die höchste Stufe vorheizen.

Eier, das restliche Salz, Pfeffer und Paprikapulver in eine Schüssel geben und gründlich verquirlen. Kartoffeln und Zwiebeln unterheben.

Das restliche Olivenöl (1 Esslöffel) in einer sauberen stiellosen, ofenfesten Pfanne bei mittlerer Hitze heiß werden lassen. Die Ei-Kartoffel-Zwiebel-Mischung zugeben, dabei Kartoffeln und Zwiebeln gleichmäßig verteilen. Das Ganze 1 Minute braten, dabei mit Hilfe des Pfannenwenders die Masse vorsichtig anheben, damit das flüssige Ei von der Oberseite unter das Omelett laufen kann. Die Hitze verringern und das Omelett etwa 5 Minuten braten, bis die Unterseite gebräunt ist.

Das Omelett unter den vorgeheizten Backofengrill stellen und 3 bis 5 Minuten grillen, bis die Oberseite goldbraun ist.

Zum Servieren in sechs Portionen schneiden und heiß oder zimmerwarm servieren.

Nährwerte pro Portion: Brennwert 256 Kalorien; Fett 11 g (gesättigte Fette 2,3 g), Cholesterin 480 mg, Ballaststoffe 3,6 g, Proteine (Eiweiß) 10 g, Kohlenhydrate 25 g, Natrium 396 mg

Süßkartoffel-Haschee mit Spiegelei

Phase 2: Aufbauessen	4 Portionen
glutenfrei	Portion: ⅛ l Haschee und
ohne Milchprodukte	1 Spiegelei
vegetarisch	Ergibt: ½ l Haschee,
	4 Spiegeleier
	Vorbereitungszeit: 20 Minuten
	Garzeit: 25 Minuten

Süßkartoffeln und Paprikaschoten prägen das Aroma dieser bunten vegetarischen Variante zum Hackfleischhaschee. Es ist ein geschmackvolles Gericht für den Brunch am Wochenende oder auch fürs Abendessen.

500 g Süßkartoffeln, geschält und fein gewürfelt
1 Prise plus ½ TL naturreines Salz
4 EL plus 1 TL natives Olivenöl extra
120 g rote Paprikaschote, fein gewürfelt
120 g grüne Paprikaschote, fein gewürfelt
1 kleine rote Zwiebel, geschält und fein gewürfelt
2 Knoblauchzehen, geschält und fein zerkleinert
1 kleine mittelscharfe Chilischote, entkernt und fein
    zerkleinert (ideal: Jalapeños)

1 TL fein zerkleinerter Oregano
½ TL schwarzer Pfeffer aus der Mühle
1 Prise Paprikapulver
4 große Eier

In einem Topf reichlich Wasser mit einer Prise Salz zum Kochen bringen. Die Süßkartoffeln hinzufügen und 2 bis 3 Minuten garen, bis sie bissfest sind. Abgießen und abtropfen lassen.

Die 4 Esslöffel Olivenöl in einer großen Pfanne bei mittlerer Hitze heiß werden lassen. Rote und grüne Paprika, Zwiebeln, Knoblauch, Chilischote und das restliche Salz zugeben und 10 Minuten unter ständigem Rühren dünsten, bis das Gemüse weich ist. Kartoffelwürfel, Oregano, Pfeffer und Paprikapulver unterheben und das Ganze 10 Minuten unter ständigem Rühren garen, bis die Kartoffeln leicht gebräunt sind.

Mit dem restlichen Olivenöl (1 Teelöffel) die Spiegeleier bei mittlerer Hitze braten.

Zum Servieren jeweils ein Spiegelei auf eine Portion Gemüsehaschee setzen.

Nährwerte pro Portion: Brennwert 294 Kalorien; Fett 20 g (gesättigte Fette 3,7 g), Cholesterin 215 mg, Ballaststoffe 4 g, Proteine (Eiweiß) 8 g, Kohlenhydrate 21 g, Natrium 332 mg

Vinaigrettes und Dressings

Zitronen-Senf-Vinaigrette

Phase 2: Aufbauessen	5 Portionen
glutenfrei	Portion: 2 Esslöffel
ohne Milchprodukte	Ergibt: ca. 150 ml
eifrei	Vorbereitungszeit: 10 Minuten
vegetarisch	
schnell	

Diese Vinaigrette lässt sich vielseitig verwenden, sei es für Salate und dunkelgrünes Blattgemüse oder gegrilltes Schweinefleisch.

2 EL frisch gepresster Zitronensaft

1½ TL Honig

1 TL Dijon-Senf

1 mittelgroße Knoblauchzehe, geschält und fein zerkleinert

½ TL naturreines Salz

¼ TL schwarzer Pfeffer aus der Mühle

120 ml natives Olivenöl extra

Alle Zutaten – außer dem Olivenöl – in eine Schüssel geben und mischen. Dann das Olivenöl langsam zugießen und dabei kräftig mit dem Schneebesen schlagen, bis die Sauce eine leicht sämige Konsistenz angenommen hat. Oder alle Zutaten zusammen in ein fest schließendes Glas geben und dieses so lange schütteln, bis die leicht sämige Konsistenz erreicht ist.

Nährwerte pro Portion: Brennwert 204 Kalorien; Fett 22 g (gesättigte Fette 3,2 g), Cholesterin 0 mg, Ballaststoffe 0 g, Proteine (Eiweiß) 0 g, Kohlenhydrate 3 g, Natrium 217 mg

Himbeer-Vinaigrette

Phase 2: Aufbauessen	5 Portionen
glutenfrei	Portion: 2 Esslöffel
ohne Milchprodukte	Ergibt: ca. 150 ml
eifrei	Vorbereitungszeit: 5 Minuten
vegetarisch	
schnell	

Diese fruchtige Vinaigrette eignet sich gut für grüne Blattsalate oder zum Beträufeln von gegrilltem Geflügel.

2 EL Himbeeressig
1 TL Vollkornsenf
½ Knoblauchzehe, geschält und
   fein zerkleinert
½ TL naturreines Salz
¼ TL schwarzer Pfeffer aus der Mühle
120 ml natives Olivenöl extra

Alle Zutaten – außer dem Olivenöl – in eine Schüssel geben und mischen. Dann das Olivenöl langsam zugießen und dabei kräftig mit dem Schneebesen schlagen, bis die Sauce eine leicht sämige Konsistenz angenommen hat. Oder alle Zutaten zusammen in ein fest schließendes Glas geben und dieses so lange schütteln, bis die leicht sämige Konsistenz erreicht ist.

Nährwerte pro Portion: Brennwert 204 Kalorien; Fett 22 g (gesättigte Fette 3,1 g), Cholesterin 0 mg, Ballaststoffe 0 g, Proteine (Eiweiß) 0 g, Kohlenhydrate 0 g, Natrium 216 mg

Sherry-Walnuss-Vinaigrette

Phase 2: Aufbauessen	5 Portionen
glutenfrei	Portion: 2 Esslöffel
ohne Milchprodukte	Ergibt: ca. 150 ml
eifrei	Vorbereitungszeit: 5 Minuten
vegetarisch	
schnell	

Die Mischung aus Oliven- und Walnussöl, Zitronensaft und Sherry-Essig verleiht dieser Vinaigrette ein besonders köstliches Aroma.

2 EL Sherry-Essig
2 TL frisch gepresster Zitronensaft
¾ TL naturreines Salz
¼ TL schwarzer Pfeffer aus der Mühle
6 EL Walnussöl
2 EL natives Olivenöl extra

Alle Zutaten – außer dem Walnuss- und Olivenöl – in eine Schüssel geben und mischen. Dann die beiden Öle langsam zugießen und dabei kräftig mit dem Schneebesen schlagen, bis die Sauce eine leicht sämige Konsistenz angenommen hat. Oder alle Zutaten zusammen in ein fest schließendes Glas geben und dieses so lange schütteln, bis die leicht sämige Konsistenz erreicht ist.

Nährwerte pro Portion: Brennwert 195 Kalorien; Fett 22 g (gesättigte Fette 2,3 g), Cholesterin 0 mg, Ballaststoffe 0 g, Proteine (Eiweiß) 0 g, Kohlenhydrate 0 g, Natrium 288 mg

Zitrus-Vinaigrette

Phase 2: Aufbauessen
glutenfrei
ohne Milchprodukte
eifrei
vegetarisch
schnell

5 Portionen
Portion: 2 Esslöffel
Ergibt: ca. 150 ml
Vorbereitungszeit: 10 Minuten

Die frische, fruchtige Vinaigrette passt gut zu allen Blattsalaten und zu Salatkompositionen wie dem »Rote-Bete- und Friséesalat mit warmem Ziegenkäse« (Rezept Seite 209). Achten Sie darauf, dass die Orange, von der Sie die Schale abreiben, unbehandelt ist.

½ TL abgeriebene Orangenschale
2 EL frisch gepresster Orangensaft
2 EL frisch gepresster Zitronensaft
1 TL Dijon-Senf

½ TL naturreines Salz

½ TL schwarzer Pfeffer aus der Mühle

120 ml natives Olivenöl extra

Alle Zutaten – außer dem Olivenöl – in eine Schüssel geben und mischen. Dann das Olivenöl langsam zugießen und dabei kräftig mit dem Schneebesen schlagen, bis die Sauce eine leicht sämige Konsistenz angenommen hat. Oder alle Zutaten zusammen in ein fest schließendes Glas geben und dieses so lange schütteln, bis die leicht sämige Konsistenz erreicht ist.

Nährwerte pro Portion: Brennwert 207 Kalorien; Fett 22 g (gesättigte Fette 3,1 g), Cholesterin 0 mg, Ballaststoffe 0 g, Proteine (Eiweiß) 0 g, Kohlenhydrate 1 g, Natrium 205 mg

Koriander-Buttermilch-Dressing

Phase 2: Aufbauessen

glutenfrei

eifrei

vegetarisch

schnell

4 Portionen

Portion: 2 Esslöffel

Ergibt: ca. ¼ l

Vorbereitungszeit: 10 Minuten

Dieses erfrischende Dressing passt zu Salaten und rohem Gemüse genauso gut wie zu Schnitzeln aus magerem Geflügelfleisch.

¼ l Buttermilch

2 EL fettreduzierter Sauerrahm

2 TL fein zerkleinertes Koriandergrün

2 TL Schnittlauchröllchen

2 TL frisch gepresster Limettensaft

1 TL fein zerkleinerte Chilischote
  (ideal: Jalapeños)

1 mittelgroße Knoblauchzehe, geschält
  und fein zerkleinert

Alle Zutaten in eine Schüssel geben und gründlich mischen. Zum Durchkühlen in den Kühlschrank stellen. Vor der Verwendung noch einmal gut verrühren.

Nährwerte pro Portion: Brennwert 17 Kalorien; Fett 0 g (gesättigte Fette 0,6 g), Cholesterin 4 mg, Ballaststoffe 0 g, Proteine (Eiweiß) 2 g, Kohlenhydrate 3 g, Natrium 39 mg

Dip nach Tsatsiki-Art

Phase 2: Aufbauessen	8 Portionen
glutenfrei	Portion: 4 Esslöffel
ohne Milchprodukte	Ergibt: ca. ½ l
(bei Verwendung von	Vorbereitungszeit: 10 Minuten
Sojajoghurt)	Abtropfzeit: 1 Stunde
eifrei	
vegetarisch	
schnell	

Diese Dipsauce passt gut zu rohem Gemüse und Pitabrot.

350 ml Magerjoghurt oder Sojajoghurt

1 Stück (ca. 150 g) Bio-Gärtnergurke, dünn geschält,
 Samen entfernt

1 EL natives Olivenöl extra

1 EL fein zerkleinerte Minzeblätter

1 kleine Schalotte, geschält und fein gewürfelt

2 Knoblauchzehen, geschält und fein zerkleinert

½ TL naturreines Salz

Ein Haarsieb mit einer doppelte Lage Küchenpapier auskleiden und den Joghurt hineingeben. Zum Abtropfen (und zugleich Kühlen) mindestens 1 Stunde in den Kühlschrank stellen.

Die Gurke in feine Würfel schneiden und zum gründlichen Abtropfen in ein Sieb geben.

Abgetropften Joghurt, Olivenöl, Minze, Schalotten, Knoblauch und Salz in eine Schüssel geben und gründlich mischen. Kurz vor dem Servieren die abgetropften Gurkenwürfelchen unterheben.

Nährwerte pro Portion: Brennwert 35 Kalorien; Fett 2 g (gesättigte Fette 0,3 g), Cholesterin 1 mg, Ballaststoffe 0 g, Proteine (Eiweiß) 2 g, Kohlenhydrate 4 g, Natrium 142 mg

Hausgemachte Mayonnaise

Phase 2: Aufbauessen	6 Portionen
glutenfrei	Portion: 2 Esslöffel
ohne Milchprodukte	Ergibt: ca. 180 ml
vegetarisch	Vorbereitungszeit: 5 Minuten
schnell	

Die selbst zubereitete Mayonnaise schmeckt köstlich und lässt sich vielseitig verwenden.

1 großes Ei
1 EL frisch gepresster Zitronensaft
½ TL naturreines Salz
1 Prise schwarzer Pfeffer aus der Mühle
180 ml natives Olivenöl extra

Ei, Zitronensaft, Salz und Pfeffer in den Mixer geben und bei niedriger Geschwindigkeit das Olivenöl sehr langsam und in einem dünnen Strahl hinzufügen. Mixen, bis die Mayonnaise cremig ist.

Nährwerte pro Portion: Brennwert 95 Kalorien; Fett 11 g (gesättigte Fette 1,6 g), Cholesterin 20 mg, Ballaststoffe 0 g, Proteine (Eiweiß) 1 g, Kohlenhydrate 0 g, Natrium 64 mg

Miso-Dressing

Phase 2: Aufbauessen   4 Portionen

glutenfrei   Portion: 2 Esslöffel

ohne Milchprodukte   Ergibt: 120 ml

eifrei   Vorbereitungszeit: 10 Minuten

vegetarisch

schnell

Gemischten Salaten oder gegrilltem Fisch verleiht dieses Dressing eine pikante Würze.

2 EL Reisweinessig

1 EL glutenfreies Miso (Genmai-Miso)

½ EL Tamari (Original-Sojasauce)

1 TL dunkles Sojaöl

¾ TL geriebener frischer Ingwer

¼ TL Sambal Manis (thailändische rote Chilipaste)

4 EL helles Sesamöl

Alle Zutaten – außer dem hellen Sojaöl – in eine Schüssel geben und mischen. Dann das Olivenöl langsam zugießen und dabei kräftig mit dem Schneebesen schlagen, bis die Sauce eine leicht sämige Konsistenz angenommen hat.

Nährwerte pro Portion: Brennwert 142 Kalorien; Fett 15 g (gesättigte Fette 2,2 g), Cholesterin 0 mg, Ballaststoffe 0 g, Proteine (Eiweiß) 1 g, Kohlenhydrate 1,6 g, Natrium 200 mg

Anhang

Glossar

Agavendicksaft, Agavensirup Ist ein natürliches Süßungsmittel. Gewonnen wird es aus dem Herzstück (der Piña) der Blauen Agave, das nach dem Abschlagen der Blätter übrig bleibt. Reiner Agavendicksaft ist in Bioläden und Reformhäusern erhältlich.

Cayennepfeffer Besteht aus gemahlenen getrockneten Chilischoten, wird auch Chilipfeffer genannt. Nicht verwechseln mit Chilipulver, das in der Regel eine Gewürzmischung ist und zum Beispiel neben Cayennepfeffer auch Kreuzkümmel, Knoblauch und Oregano enthält.

Chiliflocken Sind grob zerkleinerte getrocknete Chilischoten. Bei der Herstellung werden die Samen und Scheidewände, in denen der größte Teil des Scharfstoffes Capsaicin steckt, nicht entfernt. Daher sind sie in der Regel ziemlich scharf.

Chilipulver, Chilipfeffer Ist eine typische Gewürzmischung der Tex-Mex-Küche – häufig wird sie unter der Bezeichnung »Chili con Carne«-Gewürzzubereitung angeboten. Sie besteht aus Cayennepfeffer, Kreuzkümmel, Knoblauch und Oregano. Je nach Hersteller können auch noch andere Würzzutaten, zum Beispiel Zimt, Muskat, Gewürznelken oder Koriander, darin enthalten sein. Zu kaufen gibt es die Fertigmischung in Läden, die Produkte der Tex-Mex-Küche oder ein größeres Gewürzsortiment führen.

Cholesterin Die menschliche Leber produziert in einer Stunde mehr Cholesterin, als ein Mensch innerhalb eines Tages verzehren kann. Zucker steigert die körpereigene Cholesterinproduktion, sodass der Verzehr von zuckerhaltigen Nahrungsmitteln den Cholesterinspiegel stärker steigen lässt als der Fettkonsum. Zwischen Nahrungscholesterin und Blutcholesterin besteht eine nur geringe Wechselwirkung. Das bedeutet: Nicht das in der Nahrung enthaltene Cholesterin gibt den Ausschlag für einen gesunden Cholesterinspiegel, sondern die Nahrungsbestandteile (allen voran Zucker), die sich auf die körpereigene Cholesterinproduktion auswirken.

Currypulver Ist eine Gewürzmischung, es gibt jedoch keine Standardmischung. Ich empfehle das Madras-Currypulver, das eine angenehme Schärfe besitzt und in jedem gut sortierten Supermarkt erhältlich ist.

Edamame Das sind junge, grüne Sojabohnen. Man pflückt sie, bevor sie braun und hart werden. Viele Asialäden führen sie geschält (nur die Bohnenkerne) und ungeschält (Bohnen in der Schote) als Tiefkühlkost oder im Kühlregal.

Fettsäuren, einfach ungesättige Gehören zu den gesunden Fetten; sie sind zum Beispiel in Oliven-, Walnuss- und Traubenkernöl enthalten.

Fettsäuren, gesättigte Viele der gesättigten Fettsäuren zählen zur sogenannten »schlechten« Fettkategorie, dennoch sind sie bis zu einem gewissen Maß für den Körper notwendig. »Gute gesättigte Fettsäuren sind zum Beispiel in Kokosöl enthalten. Der Anteil der gesättigten Fette an den täglichen Gesamtkalorien sollte jedoch nicht mehr als 5 Prozent betragen, wobei insbesondere die »starken« Lieferanten gesättigter Fette, wie Rind, Schwein, Lamm und Geflügel, zu berücksichtigen sind.

Fettsäuren, mehrfach ungesättigte Sind in Pflanzenölen wie Sesamöl und Fischölen enthalten und in begrenzten Mengen gesund.

Fleischschneiden Fleisch stets quer zur Faser schneiden. Das gilt für alle Fleischstücke, seien es kleine Filet- oder große Bratenscheiben oder Schnitzel. So bleibt das Fleisch zart und saftig.

Fünf-Gewürze-Mischung Entstammt der chinesischen Küche und bringt eine würzig-süßliche Note in die Gerichte. Die Zutaten der Gewürzmischung – Fenchel, Sternanis, Nelken, Sichuanpfeffer und Zimt – enthalten wertvolle sekundäre Pflanzenstoffe.

Für Currypulver gibt es keine Standardmischung. Ich empfehle das Madras-Currypulver, das eine angenehme Schärfe besitzt und in jedem gut sortierten Supermarkt erhältlich ist.

Gluten Dieses sogenannte Klebereiweiß kommt in Getreide vor, zum Beispiel in Weizen, Roggen, Gerste, Kamut und Hafer. Glutenfrei sind Amaranth, Buchweizen, Hirse, Naturreis (Brauner Reis) und Wildreis.

Glykämische Last (GL) Ist eine Maßeinheit, die angibt, wie schnell Zucker aus der Nahrung in den Blutstrom gelangt. Nahrungsmittel mit geringer GL sind gesünder als mit hoher GL.

Granatapfelmelasse Ist ein dicker, dunkler Sirup, der aus dem Saft des Granatapfels gewonnen wird. Ihr süß-säuerlicher Geschmack rundet ausgezeichnet die Aromen einer Vinaigrette ab. Die Melasse ist im Reformhaus, in Bioläden und in manchen großen, gut sortierten Supermärkten erhältlich.

Hijiki Die auch Hiziki genannte Braunalge gehört wie Nori (eine Rotalge) zu den Speisealgen, die zum Beispiel häufig für Sushi verwendet werden. Hijiki ist in gut sortierten Asialäden in getrockneter Form erhältlich.

Hülsenfrüchte, selbst gekochte Beim Selbergaren von Hülsenfrüchte die Packungsanweisung beachten und gegebenenfalls auch die – mitunter langen – Einweichzeiten bei der Speiseplanung berücksichtigen.

Jalapeños Das ist eine pikant-würzige Chilischoten-Sorte, die manchen traditionellen Gerichten eine authentische Note verleiht. Die Schoten sind in Dosen oder Gläsern in sehr gut sortierten Supermärkten erhältlich. Frische Jalapeños sind selten in gängigen Läden zu finden. Ein guter Ersatz für Jalapeños sind aber alle mittelscharfen frischen Chilischoten, die es überall zu kaufen gibt.

Jicama Das auch Bengkoang, Man-kaeo oder Yambohne genannte Knollengemüse stammt aus Mexiko, wird heute aber auch in Asien und Afrika angebaut und ist in Asialäden erhältlich. Das helle Fruchtfleisch schmeckt fruchtig-süßlich und ein wenig nussig. Die Wurzelknollen eignen sich hervorragend als Rohkost, können aber auch gekocht werden. In seiner ursprünglichen Heimat Mexiko ist Jicama seit Urzeiten ein traditionelles

Gemüse und sein Name bedeutet in der Indianersprache Nahuatl »Schmeckendes«.

Kasha Ist gerösteter Buchweizen und in Bioläden erhältlich.

Kokosmilch Wird aus dem weißen Fruchtfleisch unter Zugabe von Wasser hergestellt.

Kokoswasser Ist eine Flüssigkeit, die von Natur aus in der Frucht enthalten ist.

Lebensmittelzusatzstoffe Die Liste der Zusätze, die bei der Verarbeitung von Lebensmitteln hergestellt seitens der Hersteller hinzugefügt werden dürfen, umfasst eine lange Reihe von Substanzen. Das reicht von Farbstoffen und Antioxidantien über Konservierungsstoffe, Säuerungs-, Dickungs- und Geliermittel bis hin zu Zuckeraustauschstoffen und Geschmacksverstärkern. Manche der Stoffe stammen aus natürlichen Quellen, andere werden auf synthetischem Wege erzeugt. Sie müssen auf der Zutatenliste der Verpackungen aufgeführt werden. Lebensmittelzusatzstoffe sind jedoch nicht Bestandteil einer vollwertigen Ernährung und sollten so weit wie nur irgend möglich vermieden werden.

Miso Die Basis dieser japanischen Würzpaste bilden Sojabohnen, die zusammen mit Reis oder Gerste vergoren werden. Je nach Dauer der Fermentation und Art der Zutaten nimmt die Paste ein helleres oder dunkleres Braun an. Genmai-Miso, eine dunkle Miso-Sorte, besteht aus Sojabohnen und Naturreis und sollte – da glutenfrei – für das Megabolic-Ernährungsprogramm verwendet werden.

Naturreis, Brauner Reis Bei Reis muss immer die Randschicht (die Spelze) entfernt werden, sonst ist er ungenießbar. Im Gegensatz zu weißem Reis wird Naturreis nicht poliert, um die Randschicht (die Spelze) zu entfernen. Der Keimling und das Silberhäutchen und damit auch wertvolle Mineralstoffe (Magnesium, Eisen) und Vitamine bleiben erhalten.

Naturreisflocken Die Reisflocken sind glutenfrei. Man bekommt sie in Bioläden oder im Supermarkt bei der Babynahrung, weil sie häufig als Basis für Babybrei verwendet werden.

Nussmus Ist ein Mus, das zu 100 Prozent aus Nüssen wie Cashewkernen oder Erdnüssen bzw. Mandeln hergestellt wird. Man verwendet es als Aufstrich oder zum Aromatisieren von Müslis, Milchshakes und Smoothies. Am besten kauft man es in Bioläden, da manche konventionellen Produkte Lebensmittelzusatzstoffe enthalten.

Oliven Die Früchte kommen in Öl oder in einer mehr oder weniger stark gesalzenen Lake in den Handel. Für das Megabolic-Ernährungsprogramm sind die in Lake eingelegten Oliven zu bevorzugen. Aufpassen bei schwarzen Oliven! Keine gefärbten Oliven kaufen: Diese Früchte sind nicht voll ausgereift, sondern mit Eisengluconat (E579) gefärbt, was auf der Verpackung oder bei loser Ware auf dem Preisschild vermerkt sein muss.

Omega-3-Eier Aufgrund der Fütterung der Hühner mit speziellem Futter, unter anderem Leinsamen; sind diese Eier eine gute Quelle für die wertvollen essenziellen Omega-3-Fettsäuren (in manchen Supermärkten erhältlich).

Omega-3-Fettsäuren Sind die in natürlichen (unbearbeiteten, naturreinen) Nahrungsmitteln enthalten. Es sind essenzielle Fettsäuren, das bedeutet, der Körper kann sie nicht selber herstellen, braucht sie aber als lebensnotwendige Substanz.

Paprikapulver, geräuchertes Dieses Paprikagewürz besitzt einen feinen Rauchgeschmack und heißt Piementon de la Vera piccante. Es ist ein spanisches Produkt, das gut sortierte Supermärkte führen (Ersatz: Rosenpaprika).

Paprikaschoten entkernen Das bedeutet, nicht nur die Samen entfernen, sondern auch die hellen Zwischenwände abschneiden.

Pfeilwurzmehl Ist ein Stärkemehl, das aus den Wurzeln der Marantapflanze hergestellt und als Bindemittel für Suppen, Saucen und andere Gerichte verwendet wird. Sie bekommen es (manchmal auch unter seinem englischen Namen Arrowroot) im Reformhaus oder in Bioläden.

Quinoa Wird auch Inkareis genannt, stammt aus Südamerika, zählt zu den sogenannten Pseudogetreiden und ist in Bioläden erhältlich. Ausgesprochen wird der Name: *kinwa*.

Rauchpunkt Die Temperatur, bei der bei Ölen und anderen Fetten eine sichtbare Rauchentwicklung einsetzt, nennt sich Rauchpunkt. Die Rauchpunkt-Temperatur hängt von der Art des Fettes ab. Bei nativem Olivenöl liegt sie zum Beispiel im Durchschnitt unter 180 °C. Wird der Rauchpunkt überschritten, entwickeln sich gesundheitsschädliche Stoffe. Daher das Öl nur bei mittlerer Hitze heiß werden lassen. Um zu prüfen, ob das Öl heiß genug ist: einen Tropfen Wasser ins Öl träufeln, wenn es »zischt«, ist die geeignete Temperatur zum Andünsten oder Anbraten erreicht.

Salz, naturreines Dabei handelt es sich um naturbelassenes Salz wie kristallines Meer- oder Steinsalz, das keinerlei Zusätze, zum Beispiel Jod, Fluorid oder Rieselhilfen, enthält.

Salzmenge Der Durchschnittswert für die empfohlene tägliche Salzzufuhr liegt bei 1500 Milligramm, das ist weniger als ein Teelöffel voll (2400 Milligramm). Zu berücksichtigen dabei sind nicht nur das Salz, das beim Zubereiten von Gerichten verwendet wird, sondern auch das Salz, das in verarbeiteten Nahrungsmitteln aller Art (inklusive Käse) enthalten ist.

Sambal Manis Die rote Chilipaste ist ein typisches Würzmittel der thailändischen und indonesischen Küche und bringt einen pikant-süßlichen Geschmack mit sich. Seine Schärfe darf man dennoch nicht unterschätzen.

Sesamöl Wird aus den weißen und schwarzen Sesamsamen gewonnen. Das helle Sesamöl wird aus den naturbelassenen Samen gepresst, ist blassgelb und besitzt einen fast neutralen Geschmack. Für das dunkle Sesamöl werden die Samen vor dem Pressen geröstet, wodurch das Öl eine dunkle Bernsteinfarbe und einen feinen Nussgeschmack aufweist.

Sprossen In Wasser gekeimte Getreidekörner sind gesund, sollten jedoch nur in begrenzten Mengen verzehrt werden.

Tamari Ist eine Original-Sojasauce, die noch auf traditionelle Weise hergestellt wird und lediglich Sojabohnen, Wasser sowie Salz enthält, sodass sie glutenfrei ist. Shoyu dagegen, ebenfalls eine Original-Sojasauce, enthält (glutenhaltigen) Weizen.

Tempeh Wird aus gekochten, geschälten Sojabohnen mit Hilfe eines Edelschimmelpilzes (Rhizopus oligosporus) hergestellt. Dieses Sojaprodukt ist eine ausgezeichnete Quelle für hochwertige Proteine.

Tomaten, geröstete Die über Feuer gerösteten ganzen Tomaten aus der Dose bringen aufgrund der speziellen Herstellung einen zarten Rauchgeschmack mit sich. Allerdings ist dieses (in der Dose oder im Glas angebotene) Tomatenprodukt ziemlich schwer zu bekommen. Fündig wird man in Geschäften, die ein exklusives Sortiment amerikanischer Spezialitäten führen. Auf der Banderole steht »Fire-roasted Whole Tomatoes«.

Tomatenmark Es gibt einfaches Tomatenmark mit »22 % Tr. M« (Trockensubstanzgehalt) und doppelt konzentriertes mit »30 % Tr. M«. Das doppelt konzentrierte Tomatenmark besitzt etwa 50 Prozent mehr Würzkraft, sodass man bei der Verwendung auf die Menge achten muss. Beispiel: Statt zwei Esslöffeln einfaches Tomatenmark reicht ein Esslöffel doppelt konzentriertes.

Transfette Fettsäuren aus industriell gehärteten Fetten, die auf jeden Fall vermieden werden sollen.

Vollkorngetreide Vollkorn oder volles Korn bedeutet, dass das Getreide nicht einem Bearbeitungsprozess unterzogen wurde, bei dem die Randschicht (die Kleie) oder der Keimling entfernt wurde. Kleie und Keimling enthalten wertvolle Ballaststoffe, Vitamine, Fettsäuren und Mineralstoffe.

Vollkornsenf Für den mittelscharfen Senf wird die gelbe und braune Senfsaat grob vermahlen, sodass der Senf körnig bleibt. Nicht zu verwechseln mit süßem Senf, der Zucker enthält!

Weiterführende Literatur

Bankhofer, Prof. Dr. Hademar: Gesundheit aus dem Kochtopf. Tipps und Tricks aus der Vollwertküche, Mosaik bei Goldmann, München

Elmadfa, Ibrahim; Muskat, Erich; Fritzsche, Doris: GU-Kompass E-Nummern, Gräfe und Unzer Verlag, München

Jonsson, Bitten; Nordström, Tina: Zucker, nein danke! Was Zucker in Ihrem Körper anrichtet. So ändern Sie Ihre Essgewohnheiten. Mosaik bei Goldmann, München

Wissenshunger. Ernährungs-Infos von A–Z. Was im Döner steckt und warum Schokolade glücklich macht. Mosaik bei Goldmann, München

Hyman, Mark: Die Megabolic-Diät. Automatisch schlank mit dem Power-Stoffwechsel. Mosaik bei Goldmann, München

Weiterführende Websites

Die hier getroffene Auswahl kann nur ein kleines Schlaglicht auf die Möglichkeiten zu tiefer gehenden Informationen werfen. Übergreifend und seriös informieren im Ernährungsbereich die Websites offizieller Organe, wie die der EU oder der landesspezifischen staatlichen Behörden. Auch mit der Website der Deutschen Gesellschaft für Ernährung (www.dge.de), der Website des aid (www.was-wir-essen.de) oder den Sites der Verbraucherzentralen (www.vzbv.de) bewegen Sie sich auf der sicheren Seite.

Lebensmittelsicherheit

www.efsa.europa.eu/de.html Die Website der EFSA informiert u. a. über Schadstoffe in Lebensmitteln, wie zum Beispiel Quecksilber im Fisch. Die Behörde sieht ihre Aufgabe wie folgt (Zitat): »Die Europäische Behörde für Lebensmittelsicherheit (EFSA) ist im Bereich der Lebensmittel- und Futtermittelsicherheit der Grundpfeiler der Risikobewertung der Europäischen Union (EU). In enger Zusammenarbeit mit nationalen Behörden und offenem Austausch mit betroffenen Interessengruppen stellt die EFSA unabhängige wissenschaftliche Beratung zur Verfügung und kommuniziert deutlich und verständlich über vorhandene und aufkommende Risiken.«

www.health-claims-verordnung.de/verordnung.html Seit 1. Juli 2007 ist die Health-Claims-Verordnung in Kraft, die EU-weit regelt, was auf Lebensmittelverpackungen in Bezug auf die Nährwerte und die Wirkung auf die Gesundheit stehen beziehungsweise versprochen werden darf. Berücksichtigt werden dabei auch die Nahrungsergänzungsmittel.

www.schrotundkorn.de Die Website der Zeitschrift »Schrot & Korn« enthält leicht verständliche Informationen über Naturkost, Analysen von Nahrungsmitteln und Links zu anderen informativen Websites.

Lebensmittelzusatzstoffe

www.zusatzstoffe-online.de Website der VEBRAUCHER INITIATIVE e. V., Berlin (Homepage: *www.verbraucher.org*), auf der man Informationen über die zugelassenen Lebensmittelzusatzstoffe zuverlässig abfragen kann (Suche entweder über die E-Nummer oder die Nährstoffbezeichnung).

Biofisch und -meeresfrüchte

www.deutschesee.de Website einer Fischmanufaktur, die nach ökologischen Richtlinien produziert und gut über die kontrolliert-zertifizierte ökologische Aquakultur informiert.

Glutenfreie Ernährung

www.dzg-online.de Informative Website der Deutsche Zöliakie-Gesellschaft e. V. – die DGZ besteht seit mehr als 30 Jahren und wurde als Selbsthilfeorganisation gegründet. Der Verein ist eine Solidargemeinschaft, in der die von Zöliakie/Sprue-Betroffenen Rat und Hilfe für ihr tägliches Leben finden.

www.querfood.de Der Anbieter mit einer großen Auswahl an glutenfreien Nahrungsmitteln bietet auch gute Informationen.

Glykämische Last (GL)

www.fitforhealth.de/naehrwerttabelle/glykaemischer-last.htm Bietet eine Liste, auf der die Glykämische Last (GL) gängiger Lebensmittel angegeben ist. Daneben gibt es verschiedene Diätrechner, mit denen man über die Suchfunktion der jeweiligen Website die GL einzelner Nahrungsmittel erfahren kann.

Danksagung

Am Entstehen eines Kochbuches ist eine ganze Kette an Menschen beteiligt. Landwirte bringen die Nahrungsmittel auf den Weg, aus denen Köche die Gerichte zubereiten. Rezepttester probieren das Essen, dessen Nährwerte dann Ernährungswissenschaftler ermitteln. Bei allen von ihnen, die zu diesem Buch beigetragen haben, bedanke ich mich von ganzem Herzen.

Dank schulde ich auch den Lesern meines Buches »Die Megabolic-Diät«, die mich um weitere Rezepte baten: Hier sind sie!

Bedanken möchte ich mich natürlich bei meinem UltraTeam, das mir während des ganzen Arbeitsprozesses tatkräftig zur Seite stand; Richard Pine, mein Agent, der mich förderte und dabei all meine Erwartungen übertraf, meine Partner Marc Stockman und Jeff Radich, die mir halfen, meine Arbeit und Anliegen so vielen Menschen zugänglich zu machen und Kathie Swift, meine Mentorin, Lehrerin, Kollegin und Partnerin, die mich auf meinem steinigen Weg, Menschen mit chronischen Krankheiten besser helfen zu wollen, jederzeit unterstütze. Dank gebührt ebenso meinem Team im UltraWellnes Center, das mir seine Hilfe noch nie versagte, ganz gleich, in welche Richtung ich strebte oder wie viel Arbeit damit verbunden war. Dazu zählen Maggie Green und Donna Boland, die mir tapfer halfen, ernährungswissenschaftliche Erkenntnisse in köstliche, sättigende und gesunde Mahlzeiten zu verwandeln. Auch Spencer Smith, meinem furchtlosen Helfer von Santa Rosa, danke ich aufrichtig für seine erstaunliche Aufmerksamkeit, mit der er sich Details widmete, damit wirklich jeder versteht, was ich meine.

Einen besonderen Dank verdienen mein Freund David Gilo und seine Familie, die mich unermüdlich unterstützten, mich inspirierten und deren Gastfreundschaft ich so schätze.

Zutiefst dankbar bin ich auch dem wundervollen Team von Simon & Schuster und Scribner, das stets hinter mir stand: Beth Wareham, Susan Moldow, Rosalind Lippel, Elizabeth Hayes und Jack Romanos: Danke! Danke! Und nochmals Dank!

Register

Rezeptverzeichnis